「冴え」との共生 2

古典医学へのエビデンス

～自律神経の体内宇宙～

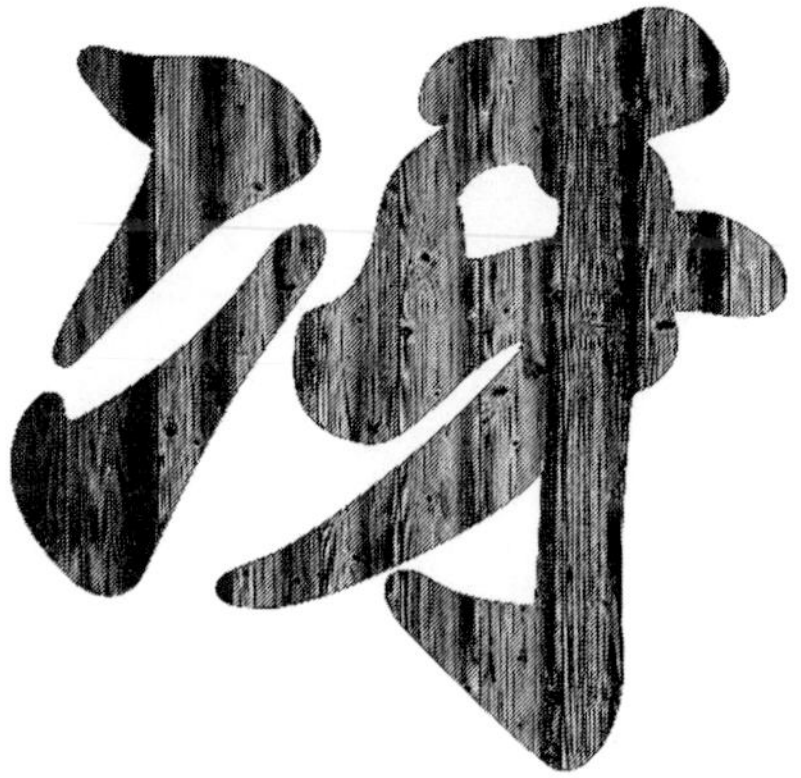

加藤秀郎　著

桜雲会

プロローグ

この本は「冴え」との共生というシリーズの2巻目となります。1巻では人体の機構と人の暮らす環境との関連を説明して、誰もが自身に合った健康管理法を築ける内容を目指しました。2巻では1巻の内容をもとに、古典医学の関わりを科学的視点で明記する。それによって東洋医学は何をしているのかを、広くに伝わる内容を目指しました。シリーズの一貫は「冴え」というキーワードです。脳幹が自律神経を通じてどう命を運営し、如何に気候の変化や大脳が目論む社会への都合に対処しているか。その対処を1巻では「人体＝生理活動＋文明」として、この本独自の「反応体」というモデル論で記述しました。「冴え」をキーワードにしたのはシリーズを通じて目指す、人体の成り立ちと状況変化への対応に立ち返った「古典医学からの新しい生理と病理」の解説です。この2巻では古典医学が構築したものを、現代医学ではどう捉えるのか。生活者と現場の施術者の認識に則して「体温」「動脈」「皮膚」「飲食」と、章ごとに分けて記しました。

伝統医学へのエビデンス～自律神経の体内宇宙～

1章　脳幹と肉体の関わり・体温

脳への温度

こむら返りという肉体現象がある。こむらとは「腓」と書いてふくらはぎを示す。そのふくらはぎが、例えば夜中に寝ていて「つる」ことをいう。比較的に年配者が多く、季節が寒くなるころに多くの人が経験する。実は不思議なことに、脚のつった痛さで目が覚めることは少ない。どちらかというと、寝ていて「あ、脚がつる」と思って目が覚める。なぜか寝ているのに事前にわかるのであるが、わかったところでつればとても痛い。

ただこむら返りには割とうまくいく対処法がある。目が覚めたときに掛け布団を鼻まで掛けて、中の温かい空気を吸い込むのである。するとふくらはぎに少しつりかけた感じは残るが、それ以上につって痛むことはない。

ところがこの話しをすると、脚と呼吸というかけ離れた感じがオカルト的で、俄かには信じがたいという顔をされる。

しかし呼吸で脚がつらないというのには理由がある。

理由とは、なぜ暖かい空気を吸うと脚がつらないのかということだが、それは冷たい空気が鼻の奥を通ることで、体が冷えていると脳が錯覚するからである。脳は錯覚したまま司令を出し、体中の筋肉を硬直させて体温を作ろうとする。このとき特に疲れのある筋肉が過度の硬直をしてつってしまう。これがこむら返りである。この錯覚を解消させるのが、布団の中の暖かい空気を吸うという方法なのである。

実はこれは、現代生理学の視点で気が付けたことではない。東洋医学の原典の一つである「難経」という書物からの解釈である。一つの編に「難」という単位を使い八十一の編から成るこの書物は、鍼治療のバイブルとされる。

その中の1つに「四十七難」という編がある。

顔面がなぜ寒さに耐えられてむき出しで居られるかという内容の、短い編である。

その理由は全身の陽脈が、頭に至るとある。

この古典医学書の中の「全身の陽脈が、頭に至る」に向けた解釈は、こむら返りを呼吸から脳へと展開した。

その展開内容を語る前に陽脈の説明をしたい。

鍼治療といえば経絡だが、その全体を十二経脈という。五臓に心包絡を合わせた六つにつながる陰の経脈六本と、六腑につながる陽の経脈六本からなる。これらは体表に配線され、場所の違いから陰と陽が区別される。背中や顔や手足など日に当たったときに日焼けしやすい面を陽側。この陽側に論理架線される経絡を陽脈としている。この陽脈は頭部へと集中する。しかし陽脈とは単に六腑と接続される経脈ではなく、体の様相を推論する1つの手立てになる抽象概念でもある。たとえば陽側に触れて診断材料にする触診法があるが、解釈の発端として陽脈を温度の流れと考えた。温度とは恒温動物としての産熱された体温である。陽脈が頭に集中することから、この体温が血流に乗って頭へと流れ込む、その様相を陽脈ととらえた。

体中の体温が血流に乗って頭に集まるから、顔は寒さに耐えられるということである。しかし血液は全身を隈なく巡っているし、血液は心臓から出て大動脈弓で上下に分流される。つまり全ての血液が集まって、顔を氷点下の気温から守っているわけではない。脳には脳の必要分の動脈血が、３７度の温度で心臓から登り込むだけなのである。

それで顔面は寒さに耐えられるという。しかしこの事実には、血流温度の３７度だけでは不充分と考えられる。だから何か他にも熱源が必要なはずである。そして頭の中にはその熱源となる立派なものがある。

脳である。この熱源の存在が四十七難の「諸陽之会」なのである。

人の体温が３７度なのは、神経系に適切な温度だからである。脳内温度は３７度でなければならず、よって常に頭蓋骨内部は３７度に保たれている。そこに３７度の血流が流れ込む。３７度に３７度であれば何も変わらないが、頭蓋骨という密封された内部を埋める脳が、全身の二割分に相当する酸素と糖を消費する。

酸素と糖の消費は、そのまま産熱現象となる。元々37度の脳に37度の動脈血が流れ込むことで酸素と糖が届き、脳の生理活動が継続されて産熱となり、確実に37度に＋αの温度が加算される。頭蓋骨内部は密閉空間であり、脳の適切な活動温度を超えてしまうのである。

と、考えられるはずなのだが、頭蓋骨内部も全身に違わず、病気でもない限り37度の恒温なのである。となるとこの産熱を外に捨てる機構があるはずである。実は頭蓋骨内部には不思議な空間がある。「副鼻腔洞」である。額、目の間、鼻の両脇や奥にあり脳に隣接する。鼻から吸った空気が流入する鼻腔に接していて、脳の熱を排除する器官として足りる。頭蓋骨の内部形成の余剰空間とされている副鼻腔だが、脳のラジエターと考えれば存在意義が見えてくる。脳の生理熱は副鼻腔を通じて鼻腔に導かれ、吸気に排熱され、そのことで暖まった吸気は肺へと届く。肺も37度でなければ適切な動作ができない。

また副鼻腔でもっとも大きいのは上顎洞で、鼻腔に隣接し頬骨を形成する。さらに額や目の間も含め、副鼻腔のある箇所の外表に顔面の血管が密集する。鼻を中心にして掌を置いた範囲のデキモノが危険と言われるのは、この密集があるためだが、本来は副鼻腔に導かれた脳の排熱を顔面の血流に乗せて、顔から逃がすための血管群である。

古典の時代に脳が発熱するという概念はなかった。「四十七難」の頭部に集中する陽脈とは、自己発熱する脳へさらに体温が血流に乗って入り、その余剰した温度が副鼻腔を通じて鼻腔や顔面へと排熱されるというベースがあっての、当時の観察記録である。

そして「だから顔面は寒さに強い」となる。そのうえで脳の排熱は、顔面からの自然放熱と鼻腔内で吸気に逃がす強制空冷の、二つのルートがある。吸気は強制空冷なため冷たい外気を吸い込むと、脳は冷却され過ぎてしまう。これを脳内温度の下がるきっかけとして、脳への流入温度、つまり身体内の温度の上昇を促す。脳は脳が冷えないようにと全身の筋肉に収縮司令を出して、産熱量の上昇を図るのである。その司令を受けて全身の筋肉がいっせいに収縮するのだが、疲労度の高い個所は収縮がまばらとなる。特に脚は常に働いていて、ふくらはぎの筋肉は歩行時の体重移動の要となっている。

この疲労度の違いで筋収縮の足並みがそろわず、一部過収縮を起こすのが、こむら返りなのである。つまり睡眠中のこむら返りは、鼻まで布団を被って中の温かい空気を吸い込むのが有用なのである。

脳内状況と顔色の赤み

このところの夏は猛暑の連続である。熱中症の報道は毎日で、秋の運動会でも救急搬送がある。気温の高さ、そして炎天下が体温を上げ脳内の温度も上昇する。外気の影響で脳の温度が37度を超えた状態が、熱中症である。

この時に必ず顔面が赤くなる。上昇した脳内の温度を放熱するために、顔面に密集している血管群が、膨張したためである。しかし熱中症は重篤化すると、顔面は蒼白する。放熱のために全身の毛細血管が膨張し、発汗による脱水で脳への血流が減少したためである。

顔の様子とは血流を通じて、脳の状態が反映したものといえる。

そして顔が赤くなるのは、熱中症ばかりではない。怒ったり恥ずかしくても赤くなるし、入浴でノボせても赤くなる。顔は脳の放熱器官であるから、赤くなったときは脳内温度が高くなっていると考えられる。その中でノボせや熱中症や運動で顔が赤くなるのは、身体からの高くなった体温が流れ込むからである。この場合は高温の流入の直後から、脳は身体へと抑制をかける司令が、首から下へと伝達される。

「四十七難」は頭へと集中する陽脈のくだりのみだが、カップリングとして首から下の手足へと配線された陰の経絡がある。この陰の経絡から陰脈が起想できる。頭へと昇る陽脈に相対し、手足の末端へと下る神経の遠心性伝達の想定が陰脈である。顔面が、氷点下の外気に触れ続けても耐えられるのは、頭へと向かう温度の集まりによって可能ではあるが、その温度の集まった先にはすでに発熱している脳がある。その脳は活動状態によって発熱内容が変わるし、外気や身体の運動状態で流入する熱量も変わる。脳はおそらく自らの発熱状態に応じて、身体の産熱をコントロールしていると思われる。外気温で生体を語った四十七難の内容は、その言外に対応制御までもが含まれている。

しかし外気の影響以外で顔の赤くなる要素が、恥ずかしさや怒りといった感情である。この場合は脳の自前の熱量からの放熱といえる。顔色がそのまま脳の活動量と考えるなら、赤くなる怒りや恥ずかしさは亢進であり、青くなる恐怖や悲しみは衰退である。確かに怒りや恥ずかしさで体が火照った経験はあるし、夏の怪談や肝試しは涼しさを求めたものである。

ところが脳の活動量が感情で変わるなら、赤い顔色では脳への流入温度は下がらなければならず、そうなれば身体機能は低下する。ところが怒りでは暴れ恥ずかしさで走り出すことが可能なのである。またその逆に恐怖では身がすくみ、悲しみでは立ち尽くす。

脳の活動状況が、そのまま身体に反映されているのである。

そうだとしたら、これでは脳内温度が不安定となってしまう。

古典医学書の黄帝内経；素問の擧痛論篇第三十九では、「怒則氣上」「怒則氣逆」「悲則氣消」「恐則氣下」という言葉が並ぶ。

気という言葉は東洋医学の常用句だが、生体の活動要素と考えるとその意味を捉えやすい。怒りは気が上がるとあり、逆するとある。また悲しみは気が消えるとあり、恐れは気が下がるとある。つまり怒りでは活動要素がすなわち上がり、もしくは逆になり、悲しみでは活動要素がすなわち消え、恐れでは下がるのである。

肉体の一番高い所にあるのは頭だから、上がるとはすなわち頭に向かうことである。血液や温度が脳へと上がることを示す。怒りは活動量が上がって血流量が亢進するために上がるのだとして、では逆とは何か？

我々はカッとしたときに熱くなる。頭がカーッとなって、思考や心が一時停止する。頭に血が上るなどともいうし、我を忘れれば逆上という言い方もある。熱くなった血液が、脳に向かって一気に昇り込む実感がある。そのうえでもう1つの言葉がある。「気逆」である。これは怒りが過度となり体に障った様相である。高まる活動要素の逆であり、イメージとしては怒りのエネルギーが高まりすぎて、その反動からの生理機能の低下といえる。しかしこの逆というのを、実感とは逆のことが体内で起きているとしたら、どうだろうか？

つまり怒りという感情は脳の活動を、亢進しているのではなく下げてしまっていて、だからこそより暖められた血液の流入が必要なのではないかと。頭がカッとするため脳の温度が高まったように感じるので「気上」という実感があるが、実は機能自体は下がって血液流入によって高められているので「気逆」なのではないのだろうか。

ＮＨＫ－ＢＳプレミアム、美と若さの新常識の２０１７年5年１８日放送では

「怒りが生まれると前頭葉がその怒りを抑えようと働き、光トポグラフィーは赤く変化するが、大声を出すなど怒りを抑えていないときは前頭葉の働きが鈍く、青い状態になる」とあった。「怒りは抑えると前頭葉と扁桃体が互いに活発になり拮抗する」そして「怒りを抑えられなくなったとき扁桃体が大きく興奮する」その様子は「声を荒げた瞬間、心拍数はあっという間に97から118まで上がった」ことでわかるという。

怒りは頭脳全体が興奮したものではない。一部の機能は亢進し、しかしその亢進を抑制するための衰退する機能もある。特に大脳の前頭葉の血流量は下がるのに、大脳と脳幹をむすぶ扁桃体は興奮し、高まった興奮が消費する必要量の確保で、血圧と心拍数を上げて血液流入量を増やす。

このことから怒りから顔が赤くなるのは、二重構造であることがわかる。

カッとなった瞬間に扁桃体の興奮が始まるが、しかしその抑制で思考領域の前頭葉の働きが高まる。これは怒りのきっかけへの正否の判断や、状況分析の始まりといえる。この前頭葉の動作に対して血圧や心拍数を高める準備状態が始まる。ところが怒りの原因が即時対応できる思考の限界を超え、前頭葉の抑制機能が低下する。つまり腹が立ちすぎて、大脳が思考を放棄した状態である。そうなったときに扁桃体の興奮が一気に高まって、自律神経に促していた血圧や脈拍数を高める準備状態を、作動へと切り替える。作動によって一気に血圧、脈拍数、体温が上昇し脳内へと流入する「気上」となる。これが構造1である。

ところが事前準備の必要だった血液流入の、領域が広い前頭葉の機能亢進は収まっている。扁桃体から発令された準備段階からの血流は現状とは合わず、余剰となってしまう。これを現代医学では自律神経の乱れといい、古典では「気逆」となる。構造2として余剰した血液流入の温度を冷ますために顔は赤くなるのである。そのうえで扁桃体から興奮司令は出たままのため、怒りのときに暴れることも可能なのである。

脳内状況と顔色の青み

一概に脳といっても、その全体は一様でない。脳内の数々の拮抗状態が、我々の生きる営みの一瞬を支える。例えば便意とか尿意であるが、排便や排尿という意思を示している。しかし状況がその行為につながらないことは多い。つまりトイレには行けず、便意や尿意を我慢している状態である。排意があるのに我慢でそれを抑える、脳内の拮抗となる。

この我慢の時に顔色も変化する。排意が高まり伴って我慢の圧力も高まれば、顔は茹でたように赤くなる。人体の生理活動の一環として、どんなときでも便や尿は生産され続け、しかしそれを受ける膀胱や直腸の容量には限度がある。そして排出は体内環境の保全に必須である。

つまりいつか必ず我慢の圧力を、排意が上回ってしまう。この大脳の我慢という圧力が負け始めたとき、顔色は赤から青へと変わる。そうなれば身体機能も低下する。トイレまであと少しという距離が、永遠にたどり着けないほどに体が動かない。身体機能を下げて脳への血流を減らし、大脳の我慢の圧力を下げさせて、脳幹が体内保全を最優先させたのである。人の社会性を守れるかはトイレの有無という運に委ねられるが、脳幹は自律神経を使って体内環境を守るのである。

知恵のある人類の大脳は、その人間の置かれている社会的状況を優先するが、自律神経を中枢する脳幹の対応は、体内の生理的状態のみなのである。この大脳と脳幹の何かしらの拮抗状態を、顔色が現していると考えられる。

そこで恐れや悲しみで顔色が蒼白する理由を考えてみる。

怒りや恥ずかしさで顔が赤くなるのは、自分に降りかかった出来事からの精神的動揺を、思考で収めようという大脳の働きがまずあって、しかし動揺が勝り大脳の働きは鎮まり扁桃体の興奮のみが残ったまま、必要以上の血流が脳へと流れ込んだからである。高まった血圧と脈拍数は、身体機能も更新させている。

では恐れや悲しみではどうか？

恐怖で腰が抜けるという話がある。怖いという感情が、体の機能を著しく低下させた状態といえる。悲しさでいえば夏の野外の葬列の中で、汗一つかかないことがある。これも体の機能低下によって、産熱が減った状態である。

感情というものは、実体がないが明確な実感がある。東洋医学の感情構造では、怒ー喜ー思ー憂悲ー恐驚、そして怒と巡る。これは感情から感情が生まれ展葉する循環である。陰陽で性質が区分され、怒は陰から陽へ、喜は陽、憂悲は陽から陰へ、恐驚は陰。この感情循環の軸が思となる。現代人が陰陽論を紐解くにはテーマの設定が必要である。例えばテーマを内外とすると、怒は内から外へ、喜は外、憂悲は外から内、恐驚は内となる。すると感情に対する解釈は、怒は他者へ、喜は他者と、憂悲は自己へ、恐驚は自己のみと考えられる。

喜は笑うも含まれ、笑いすぎて真っ赤な顔になることもある。外への感情は赤くなり、内への感情は青くなる。恥ずかしいは「照れる」であれば赤くなるが、恥をかいた場合、始め赤いが蒼白することもある。つまり感情は心の動きに付いた名前ではあるが、心が受けた衝撃に対しての、生理反応によって区分されるものともいえる。

人には生存本能があり闘争心がある。怒ったときに一瞬大脳が働いて状況判断はするものの、直ぐに扁桃体の興奮が超えてしまうのは、怒りの元になった外的作用への、身体的対応が必要だからと考えられる。自身に降りかかった侵害作用になんとか対抗し、逃避するなり乗り越えるなりしなければならない。そのための身体機能の確保が顔色を赤くしているのである。

しかし逃げるとか戦うなどという、人ひとりの抵抗ではどうにもならないものがある。例えば災害である。体を動かしてしまうことで事態が悪化するなら動かない方がいいし、それ以上に体力を失わないためにも動いてはならない。文明社会の平和な中での親近者の死は、ただただ悲しいものである。だが文明以前の環境において、身近な人の突然の死亡は、その死亡理由がすぐさま自分や他の人たちに降りかかるケースが多い。そのときに人の感情はまず悲となる。だが一方では親近者を奪われて怒にもなる。その命を奪った原因が、自らの手で対応できるものであれば戦う。それが扁桃体が脳幹に託した生理状況である。戦って勝ち取ったとき、無念の死に報い他の近親者を守れたことで、喜という感情を他者と分かち合う。喜びの高揚で顔に赤みがさすのである。

ところが凄惨な近親者の死の状況を目の当たりにし、その原因がまるで人の手に敵うものではなかったときはどうだろう。悲しみに立ちつくす以上に、恐怖で腰を抜かすことになる。そんな死因は基本的には天災なのである。まずは体の動きを止めて身を守り、ほとぼりの冷めたころに大脳は働き出して状況を見据え、扁桃体の興奮によって脳幹は体の機能を亢進させて力を起こし、現状の理不尽さから怒という感情が生まれて復興が開始される。

個体の命をどう存続させるか。それが脳の、その中でも脳幹の、純粋な仕事といえる。感情は心の動きのようであるが、脳幹による生理動作が基盤となっている。外的作用から衝撃を心が受ける。本来その衝撃とは命に関わるものである。衝撃内容を大脳より先に脳幹が判断して、生理機能を上下させる。この一連の働きは本能ともいう。生理機能が上がれば顔は赤く、下がれば青くなる。

文明社会において、何の危険性のない環境での感情は、個人的なものと考えてしまう。だが人類は遙かに長い期間を野生で過ごしてきた。そして進化の何段階も前から今においてでも、集団生活で生きている。

大勢の人と生きていくうえで、個々の脳幹が思考よりも先に状況を感知して、その内容を言葉よりも先に顔色に現して伝え合う。それが脳内状況と顔色なのである。そしてこの脳幹の感知こそ、タイトルにある「冴え」なのである。

このシリーズの1巻では、赤道直下で発祥した人類の、不適合の地である温帯で暮らす歪みが体調不良の元であるとして、文化や医療から健康の在り方を考えた。知ったことと解ったことによって、その積み重ねから湧き上がるインスピレーションを「冴え」とした。この2巻では、自律神経の働きと古典医学の認識から、体のあらゆるパーツは脳のためにあるという観点で、そのインスピレーションの仕組みを書き進めていこうと考えている。

恒温の維持、産熱の内と外

人の体は脳のためにある。もしくは人体は、脳を中心として活動しているといってもいい。それは脳というものは、動作環境がとても重要だからである。環境とは脳に流入出する血液の状態である。糖であり酸素でありそれらを含む血流の圧力であり、そしてその血液の温度である。糖や酸素や血圧については多くが語られてきたが、しかし温度についての著作物は少ない。

脳と体産熱を考えるにあたり、共立出版からのブレインサイエンスシリーズ内の「脳と体温」に情報を頼った。

そこには一局集中的ではないが、体温調節の神経機構としては視床下部が最高位とある。一極集中的ではないとは、視床下部を破壊した脊椎動物でも極端な体温変動環境では、体温の調節反応を誘発したからだという。広義的脳幹は間脳、中脳、橋、延髄で、体温調節を含めた自律神経の中枢となる視床下部は間脳の中にある。そのうえで視床下部は正常なまま延髄下位の頸椎第六レベルでの脊髄を切断した猫でも、後肢のふるえや血管収縮が起ったとある。しかし切断が間脳と中脳の間では体温調節反応は消失し、逆に橋と延髄の間では、ふるえや血管収縮が現れる。つまり下位中枢の延髄や脊髄にも、上位支配がなければ体温調節反応を制御する部分があるということとなる。

さて視床下部は頭脳全体では最深部にあるが、心臓からじかに上がってきた内頚動脈や椎骨動脈の血流がまずは流入する。それは首から下の温度状況を、視床下部が直接計れるのである。そのうえで視床下部のある間脳の上を、大脳が分厚く覆う。大脳の活動産熱が視床下部を、ホットパッドで包んだかのように加熱する。人体にとって重要なのは、肉体が熱いか寒いかではなく、頭蓋骨内の温度が37度のままであるかどうかである。視床下部は流入してきた血液温と、その周囲からの活動温で活動状態を分析して、適切な産熱状況になるよう全身に司令するのである。

その司令は、例えばあえて筋肉の運動能を低下させることもある。筋肉の活動量を抑えて産熱を減らし、脳への流入温度を低くするためである。すると体に力が入らず動きが重くなる。夏の暑い日のダルさがそれである。同じく大脳の活動量も低下させる。その低下で頭はボーっとする。この司令で体は動かず体産熱も少ないため、エネルギー消費は減って食欲が落ちる。しかし基礎代謝以上の産熱はあるために、冷たいものばかり飲んでしまう。そのうえ暑さは頭をボーっとさせるので意欲も低下する。この一連が夏バテである。

暑さで例えているが、その暑さ対応から発動した生理活動が、人体を取り巻く外的環境とうまく合えば問題はない。しかしその当人の社会的都合や個的な欲求から、生理対応と外的状況が一致しないとき、それが暑さであれば夏バテとなるのである。

逆に寒さでは風邪となり、季節の変わり目では温度差に見合ったそれ相当の体調不良となる。

それでも視床下部という部位は、ただただ健気に懸命に、脳内温度の安定の中枢として状況分析して司令する。そしてそれは20万年前の、赤道直下用のスペックとデータのままなのである。そんな視床下部は、流入してくる血液の温度で脳内温度の安定を図るのだが、その周囲を包む大脳の活動熱が測定作業をより煩雑にする。

大脳の活動には、思考があり欲望があり情動がある。悩み考えてその個人の置かれた社会的都合を優先して、肉体状況とは別の意志で活動熱を発する。そして視床下部の思惑とは違う行動を、肉体にとらせることにもなる

例えれば不眠不休の労働や、逆に身の量を超えた飽食がそれである。前出の便意とトイレの有無も含め、視床下部は全身のエネルギー消費、産熱状況、恒温性の安定を総合統治しようとする。しかし大脳はそれとは違う活動で産熱するのである。視床下部は20万年前のままであり、大脳は21世紀を生きている。この食い違いの補正に一役買うのが延髄より下の、脊髄反射による体温調節の制御なのではないかと考えている。

視床下部が大脳の意志活動に手をこまねいている間でも、人体の置かれた環境は刻々と変わる。温度変化への対応は、毛穴の開閉であれ筋の産熱量であれ、素早くなければ恒温性は保てない。その素早さには下位中枢の脊髄反射の活躍があるはずである。

人体の恒温性の保持は、大脳、視床下部、脊髄反射の三層構造となる。この三層のズレの大きさが、そのままストレスの大きさになると考えている。

赤道直下で進化してきたホモ・サピエンスを、不適合地である温帯に連れ去ったのは自らの大脳である。一年を通じて変化する気候は、まずは大幅な温度変化として人体に覆い被さる。そしてその変化の幅は、人体が持つ発熱や放熱の機能を上回っていた。つまり生身の肉体では、とても対応できないのが温帯の環境であった。だから不適合地なのである。そして大脳はその不適合を、思考と欲求で乗り越えた。20万年前の赤道直下用の恒温性維持能力のまま、文明という後付の鎧で擬似的な適合を獲得したのである。

だがしかし、万全というわけにはいかない。

大脳は文明を享受し、その秩序の維持を社会性として優先する。

ところが視床下部は赤道直下の生き物のまま、体内の保全のみに終始する。

仮に身体を冷やしてしまい、心臓から上がってくる血液の温度が足りなかったとする。しかし大脳はその体を冷やすほどの出来事への対応で、思考や情動などから活動産熱は高まっている。視床下部は2つの熱量のこの真逆の状態に、体産熱への判断を混乱させるであろう。

ところが視床下部は、大脳の熱までも制御する。それが顔面の動脈の膨張なのである。

情動反応の処置は扁桃体が行う。扁桃体は体感覚を中継する視床に隣接する。左右二つの視床は前方下部で、視床下部に接合する。恒温の維持には大脳、視床下部、脊髄反射が関わり、この3つの産熱処理の足並みのズレが、人体のストレスとなるのである。しかし視床下部は大脳の活動熱の発生後、ただちに排熱処置を施す。ストレスの実感は大脳に残るが、顔面の動脈を膨張させたことによって、視床下部に干渉する活動熱は排出される。その顔面への排熱は顔色の変化となり、対外者からはストレスの状況として観察されるのである。

人体が生きるというのは、恒常性の維持に他ならない。恒常性を維持するために脳幹では、多彩な制御が弛まず進行されている。恒常性のうちの最も顕著な発現が、体温である。人体内にはいくつもの発熱源があり、さらには外気温からの干渉もうける。

こんな多様なバインドに打ち勝って、人体は37度の恒温を維持し続けるのである。それには一定維持のための多彩な制御、つまり動的平衡こそ健やかな生命の第一条件なのである。

多彩な制御＝動的平衡＝懸命な生体維持。

この生体の懸命さを観察することが、どうやったら人体の状況を、伺うための診察の対象になりうるのかを、考えていきたい。

顔への放熱

最初に戻って、顔への放熱をもう一度考える。

脳にとっての動作環境は、３７度が必須である。全身で適正温度に温められた血液が、心臓から脳へと送り上げられる。この環境保全への監視が視床下部である。そして同時に司令塔もこなす。心臓から上がってきた動脈血が視床下部のある脳幹を通り、途中分配されながら大脳全体へと分布される。大脳の活動に滋養を供給した動脈血はその用途を終えて静脈血となり、脳幹の傍らを通って心臓へと戻る。

この時に静脈血は、活動廃棄物と同時に活動産熱も内包している。この活動産熱が視床下部の温度センサーに触れたとき、全身の温度調節を含めた顔面への放熱が実行される。脳幹より上位中枢から流れてきた、その働きを終えた血液には、脳と呼ばれるもののほぼ全体の活動内容の記録が残る。しかもそれはたった今のものである。

酸素の減少と二酸化炭素の増加。糖の消費とその活動産物。そしてそれらを使用したことからの産熱温度。この産熱温度が少しでも高ければ脳の温度が上がったと見なして、視床下部は動脈血の温度を下げるのである。

そのためにはまず心臓からの血液が、冷まされていなければならない。その血液は全身を巡りってきたものでもある。視床下部から司令を受けた全身の各所は、体温を低下させる措置をとる。

骨格筋の収縮量を低下させ、平滑筋の消化運動を緩める。そして腕や脚の先まで行った動脈血は、外気温に冷まされて体幹内へと戻る。こういった全身の冷却動作は、全身の隅々まで分布した何億とある細動脈の収縮で果たされる。

細動脈が収縮した箇所は血流が減る。その同じ瞬間に、別の箇所では膨張もしている。同時の全身内で、必要な個所の細動脈は膨張して血液流量を確保して、働かない箇所では収縮しているのである。これが血流の分配である。一般的には血行などとも言われるが、その瞬間の人体の動作の必要な個所へと血液が動くのである。それは人の体内にインテリジェンスなポンプがあるわけではない。全身に渡った無数の細動脈の、各所に応じた働きなのである。

とある瞬間に大脳が思考し、もしくは感情が高まれば、それは機能の亢進として大脳内部の細動脈は膨張し、増えた血流が脳の動作を支える。しかし全身の血液総量は変わらないため、他の血流量は低下する。低下した箇所は産熱量が減り血液を冷ます。それらが全身から集まって肺を通って動脈血となり、必要量が脳へと昇るのである。

ところがそれでも脳の活動熱の冷却に、追いつかないときがある。それは感情の高まりで大きな興奮をして、瞬時に強く大脳が活動した場合である。そこで視床下部は直接的な排熱行動を起す。

それが顔への放熱である。

まずは副鼻腔内の血管が膨張する。正確には内壁の粘膜細胞に向かう細動脈が膨張する。そうすることで脳の下部に隣接する副鼻腔に、大脳へと向かうはずの血流の一部が流入していく。副鼻腔内の内壁に集まった血液は、組織伝動して顔面を温める。温められた顔面組織はその熱を逃がそうと、表層の細動脈を膨張させる。その膨張が顔の赤みとなるのである。赤みは目の間から始まり、額や頬、顔全体へと放熱の必要に応じて拡がる。

もう一つの排熱のルートが、内壁粘膜から副鼻腔の内部へと移された熱である。その熱が鼻腔内部で吸気によって冷やされる。さらに鼻腔内部で受け取った熱量が多ければ荒い息となる。興奮時の強く吸いながらも深く吸えていない息は、過度な脳内放熱の冷却のためなのである。

そして副鼻腔や顔面に血液が流入したことで、脳へと向かう流量が減る。また顔面や鼻腔の冷却で、頭蓋骨内全体の温度が下がる。よって大脳は冷却され、さらに活動量が低下して、高まった感情は沈静していく。

この鎮静作用はメリットとして、大脳組織そのものの保護にもなっている。

人間の脳は体重に対して大きすぎるのだが、この大きすぎる脳の細動脈の全てが膨張しきれば、全身の他の箇所の血液が足りなくなり、機能不全を起こす。そもそも頭蓋骨内にぎっしりと詰まっている脳の全ての細動脈が膨らみ切ると、脳細胞自体が相当な圧迫を受ける。さらには動脈そのものが破損して出血する。おそらくこういった事態の回避の必要もあって、人間の顔は赤くなるものと考えられるのである。

そのうえで脳のクールダウンには扁桃体の働きもあるわけだし、伴って内分泌が働くが、この本に関しては血液の流れとその流れによる温度の移行で、一つ一つの状態を考えていく。

顔が赤くなるのは基本的に感情の高ぶりであり、そうでなければ感染症による体温上昇であり、もしくは低すぎる外気温への侵害対応である。この「侵害対応」は、顔面の表層の組織が凍結破損をしないよう、周辺の細動脈を膨張させて、血流量を増やしてその温度で温める。アフリカ発祥の人類にとって外気温で体の一部が凍結するなどとは、本来あり得ない状況である。それでも生理機能は寒さへの動作をするが、しかしその限界は低い。それでも顔は大きすぎる脳の放熱のため細動脈の分布密度が高いが、ただし耳などは耳あてなどの保護がなければ霜焼けになってしまう。

また「感染症による体温上昇」は免疫効果だが、そのためいきなり４０度の血液が脳へと向かう。高い温度の血液のできるだけ脳への流入回避を、副鼻腔や顔面の細動脈が請け負う。ただし脳の環境も平常温とはいかず、活動産熱が発生しないよう思考や感情などは抑制を受ける。つまり頭がぼーっとした状態である。

こういった外気温や、全身の働きからの温度での顔の赤みに対して「感情からの赤み」は、大脳の働きのみなのである。その働きだけで、脳が自らを組織破壊させてしまう可能性を秘める。顔が赤くなる感情は怒りと羞恥だが、このうちの怒りは自身の存在を揺るがす事態への実行である。視床下部と扁桃体は全身の機能を鼓舞し奮い立たせ、状況を判断して回避なり闘争なりの実行動につなげなければならない。このとき免疫で全身が発熱するのと同じくらいの熱量を、一瞬でも起こせる生理が脳には有るのである。それが感情が発生する仕組みの一つであり、そんな内部活動が起こす状態不和を、鎮静化させるもう一つの生理活動として顔への血液流動があり、それが顔色などの表情となって他者に感情を伝えるものとなる。

脳の「顔への放熱」は、感情や健康状態の情報となって、コミュニケーションもしくは診察の手立てとなるのである。

冷や汗とは何か?

顔色に感情や生理状況が反映するなら、同じ排熱である発汗にも、そういった状態が反映されているといえる。特に情動に関わる汗としては、冷や汗というものがある。暑さや運動のためではないこの汗と、脳との関係を考えてみた。

ただ結論から先に記すと、脳幹は「予想」をしている可能性がある。それは兎にも角にも動的平衡によるものだが、冷や汗とはある出来事から、脳や肉体が興奮的な状態になるであろうという見越しで、先行的に発汗しておくものと考えられる。

先行的な発汗をさせる、その予想をするところは、発汗の司令を出す視床下部である。そして予想をするには経験や学習が必要である。つまり冷や汗とは「視床下部の経験的予測」として行われるのである。

例えば子供は冷や汗をかかない。というより年齢が増すごとに、冷や汗の機会は増える。だから冷や汗とは、人生への経験則の表れと考えられる。高い所に上がったところで、落下の恐怖を知らなければ、下を見てもヒヤっとはしない。単純に恐怖を知らなければ高い所は気持ちいいので、小さい子供たちは高い所が好きなのである。

無論大人だからといって、全員が高所落下の経験があるわけではない。人づての話や映像などで、その怖さを想像で知っているのである。そして想像とか知っているというのは、大脳の働きである。

交差点での出会い頭、不出来だった成績票、値札の桁の読み違い、厳つい集団との遭遇、段差や滑りやすい床、時間や日付のうっかり、諸々の忘れ物や勘違い。大人になるほどに、冷や汗の場面は多彩となる。誰もがこれら場面の冷や汗に覚えはあるが、冷や汗をかいたほどのケガや損失の実経験は少ない。ほとんどが情報と想像から発動した、感情が元なのである。

情報や想像が元なため、冷や汗がほかの動物にあるかどうかは判らないが、しかし間違いなく人間にはある。

この情報や、その情報に対応した想像からの感情は、直接的な身の危険だけが対象ではない。朝寝坊をしたときの冷や汗などがそれだが、社会的立場の危うさへの生理的な事前対処であるといえる。これは文明という基盤に乗った、社会人だからこその感情である。そのために冷や汗は子供のころは少なく、大人ほど増える。動物にもあるのかどうかと考えたのも、同じ理由である。

情報、想像、そして感情。全て大脳の中のものである。この大脳の中の発動は、肉体が実現象に晒されたのと同等の生理動作を起こす。床が少し滑っても転んだわけではない。厳つい集団とすれ違っても、むしろ気の良い人たちだと感じる。それでも遭遇の瞬間は冷や汗をかくのである。

もし本来の危機的状況に遭遇した場合、その回避と対応で大脳の興奮量も肉体の運動量も大いに亢進する。大脳は瞬時の判断を的確にこなすため、脳内温度の上昇を防ぐ必要がある。その温度上昇の予防として、体幹からの流入温度が低くなければならない。そのことからまずは全身の血液の温度を下げる。それが冷や汗なのである。

危機的状況には即時対応しかなく、速さと的確な判断と動作でしか、身を守る手立てはない。そうなると有事の瞬間から対応動作を立ち上げていたのでは、間に合わないのである。なので感じ入ったその瞬間に、脳内への流入血液の温度を下げておく準備が始まる。そうやって経験則からの予想で視床下部がかかせたものが、冷や汗であるといえる。冷や汗によってこれから起こるであろう脳内温度の上昇という侵害因子を、抑えられるのである。

人間は大脳の大きさが特徴といわれる。その発達によって文明を持ち、生きていくことの安定と安全を確固なものとしてきた。ただ何千年も何百世代もと受け継がれ発展してきた文明であるが、その根幹は個々が受け持つ秩序の保持である。人が増え価値観が多様化し社会は複雑になる。そうすれば文明維持に必要な秩序の内容も、一様ではなくなる。モラルや常識観は常に変化流動し、気が休まることもなく「空気を読む」を社会は強いてくる。

ところが実際には安全な文明社会の中で、危機的状況などは少ない。しかし危機は経験則として培われる。その危機は健康維持に危険なものもあれば、社会的秩序を自らの失態で脅かしてしまう場合もある。自分のせいで、自分のアンモラルな振る舞いで、周囲の人を不都合へと追いやる。それが朝寝坊であり、忘れ物や勘違いの冷や汗なのである。

危機が経験則として培われるのは、生き物が生きていくうえでの本能である。

ただ人間はその本能が、肉体への傷害だけでなく秩序の喪失にも働くのである。しかも情報や想像からもであり、そしてその情報や想像からも得られる経験則は、年齢とともに積み重なっていく。そんな積み重なった経験則は、生活のいたるところで冷や汗の元を見つけ出すようになる。

本来の肉体を傷害する危機では、遭遇の瞬間に冷や汗をかき、その後の体温上昇の抑制準備をする。次に脈拍数を上げ、思考や回避運動に必要な血流の準備が始まる。そうして危機への対応状態が出来あがるのである。またそれは秩序の保持への危機対応も、生理動作としては全く同じである。違うのは生活中に出くわす頻度である。しかも秩序保持への危機という対象は、文明人としての経験則が多いほどに増える。冷や汗が出たあとは心拍数が上がるが、事象として危機がなければ生理状態は沈静化する。

ところが丁度よく鎮静しない場合がある。

特に判断や動作を急ぐ必要はないのに、汗も心拍数の上昇も収まらない。肉体が置かれた状況と生理状態の不一致。冷や汗や脈拍の上昇は意味をなくし、収まらなければ多汗や動悸といった症状となる。症状があれば病気とみなされ、みなされれば名前が付く。そのついた名前が「パニック障害」である。原因は加齢による能力の低下、疲れやストレス、栄養状態である。これらで身体機能は不安定となり、その不安定さは不安感となって心を圧迫する。不安感はストレスと疲労を助長し、身体反応は過敏となって多汗と動悸を促進させる。つまりパニック障害とは、身体の病気なのである。

昨今いわれるこの病症は、元を糺せば冷や汗を起こす機能であり、咄嗟の危機に対応した視床下部の予想能力なのである。これも情報や想像といったより新しい社会に対応する大脳と、20万年前から変わらない赤道直下の視床下部が、相反してしまうことで起こる発病起因の一つである。危機への予想と対応の冷や汗は、感染症や遺伝子疾患とは別の、不適合地の温帯で文明という無理やりな人工環境で暮らす、人間独自の病を生んでしまったのである。

予想機能の働きすぎ

予想機能。ある種の衝撃に対して先行的な対応を起こす能力。人類がまだ進化の途中にあった野生の時代、例えば猛獣との遭遇、突然の洪水、土砂や崩落などの居住域の損壊。アクシデントの瞬間と、継続する被災状態への初期対応。

大脳と肉体はこれらに向けて、フル稼働を始めるのである。現状を把握し即座に対策を練り、対策への実行として、肉体動作も限界に近い働きが強いられる。その時の肉体と頭脳の過熱対策の事前が、冷や汗であった。

このように予想機能は、元から人体に備わった能力であり、対策の範囲は経験値によって拡がっていく。本来ならば外的アクシデントへの対応であった予想は、高まった経験値によって大脳で想像した内的なアクシデントにも拡がる。

人は忙しかったり疲れていたりで体調が不安定であると、より小さな出来事をつぶさに拾い上げて、想像によって大きなアクシデントとする。そうなると1年に何度かの予想機能が、１日のうちに頻繁に発動してしまうのである。そして人体というものは特定の機能に働きが偏れば、疲弊して全身の能力は低下する。

つまり現代においてはブラックな働き方をし、それには責任や立場というものがあり、さらには休息や気分転換の時間もなければ、頻繁に発動する予想機能で疲れた身体を支えるしかない。そうしたうえで、ついには予想機能まで働かなくなれば、日常すらも支えられなくなるのである。

予想機能は大脳が考えて行っているものではない。視床下部に備わった反射能力が成立させている。しかしその反射は大脳の活動熱でも誘発される。冷やっとした瞬間がそれである。その冷やっとした瞬間を視床下部は災害アクシデントと捉え、その後の活動産熱への先手対応として、冷や汗をかかせる。ところが頻繁であれば疲弊して能力が低下する。低下は感受性を鈍らせ、冷やっとも感じなくなる。感じなければ予想機能は働かず、冷や汗はかかなくなるが、それはその あとの大脳や肉体の機能上昇も、起らない状態といえる。

冷や汗をかき、その後に動悸が残るのがパニック障害であった。しかし予想機能が疲弊すればその逆となる。予想機能の疲弊は社会性が維持できないほどに、気力を低下させてしまう。この状態を「鬱」というのである。

脳幹が働き自律神経が伝達をして、各器官が動作する。この連携からの産熱が1日の大半の消費カロリーである。それに肉体の運動と大脳の、活動産熱が加わる。この肉体と大脳の産熱というのは、特殊な状態と考えてよい。何故ならその1つとして、意図的に行うものだからであり、もう1つが1日を占める時間の中の、ほんの少々の動作だからである。そして疲労もストレスもカロリー消費の増減も、この少々の中から発生するものである。この少々であるはずの時間が長くなるほど、カロリーは消費され動作器官は疲弊しストレスはかさむ。

つまり人体は動けば動くほど、気を回せば廻すほど、発熱して疲れストレスは増えるのである。当たり前のことなのだが、現代社会においては思っている以上に、肉体を動かしてはいない。しかし大脳は意識をしなくても、心は気を回し続けているのである。

人類はかつて赤道直下で進化して、ホモ・サピエンスとなった。脳幹―自律神経―動作器官の恒常的な働きは、このときには出来あがっていた。そして食料を得るために、周囲の情報を集め判断し動作を実行する。これも同時にあった。生きるために大脳も肉体も使うのだが、１日の内での使う時間の長さが今と違っていた。というより大脳と肉体の使う比率が違っていた。

例えば狩りをするためには気候や状況から、獲物とその場所を特定しなければならない。それには狩りに対するデータという記憶、推察という思考、必要性という情動が大脳で起っている。これらを元に、まずは狩りへの打ち合わせをする。

人は樹上生活の時代から集団で生きていた。狩りもチームプレイであったという。おそらく言語のようなコミュニケーションはあって、狩りの前にはプランのようなものを話し合っていたと想像できる。そこでは大脳で作り出したものを共有し合い、狩りという行動へとつなげる。当然狩りをしているときにも思考や情動は働くが、産熱の中心は運動をしている肉体となる。

考えて話し合っている時間は、それほど長くはなかったであろう。狩りそのものも実行は瞬発的で運動時間は短く、多くは潜み待ち伏せる時間であったと考えられる。

そしてそれらは1人では行わない。全て集団であった。

大脳の動作は少々であり、肉体は瞬発力であった。そして居住を共にする者との協調が、働くことの原点であった。ところが現代では、社会秩序を担う1歯車として、個人という立場が出来あがった。責任とか体裁といってもいい。社会の秩序、暮らしのモラル、労働の倫理。個々の独立性が現代人の体内に、進化の過程とは違う大脳と肉体の使用比率を、起こしたのである。

その違った比率とは、大脳がほとんど休んでいないという状態である。つまり常時発熱中という大脳はホットパッドとして脳幹を覆い、この熱を少しでも下げるようにと視床下部は顔を赤らめ、さらには肉体の筋収縮を制限するのである。大脳がほとんど休めないこのときに、予想機能が頻繁に働くのである。

予想機能は脅威への初動対応である。びっくりして冷っとし、回避行動の準備で冷や汗をかかせる。脅威にはマウントを仕掛けるのが生き物としての常であるから、脅威への対応が頻繁であれば苛々したままになってしまう。しかし社会性を優先する大脳は、情動を理性によって抑制する。苛々という発動に我慢というブレーキが懸命にかかり、大脳はさらなる過熱へと追いやられる。この熱処理に顔は赤く体幹は汗ばみ、肉体の深部筋肉は弛緩して、体から脳への血流温度は低いものとなる。ところがそれでも脳幹を取り巻く温度環境は適正とはならず、そのうえ何日も続くようであれば、視床下部は大脳への血流量を低下させる。血流量の低下はそのまま活動量の低下である。活動量の下がった大脳は記憶も思考も情動も落ちて、現状への判断も対処も行動もできなくなってしまう。全身の深部筋が弛緩した重い身体に、大脳は何も解らなくなっていても中枢を果たす。何もできない身体と何もわからない大脳。不安は肥大し、気力は朽ちる。

つまり冷や汗から始まる小さなアクシデントからのストレスが、大脳や肉体の機能を上げそれが頻繁となり疲弊して、能力は落ち気力は低下して「鬱病」となるのである。

安全な文明への予想機能

ストレスとは恒温性維持の乱れであり、乱れの内訳は大脳と脳幹と脊髄反射の動作の不揃いである。その不揃いから発生するストレスの本来は、人体内における何かしら特定の機能を亢進させるためのものであった。だからアクシデント時のストレスで、予想機能が過剰に働いてしまう。予想機能が過剰に働くのは、兎にも角にも災害アクシデントからの脱却であるが、同じような状態が現代では一般生活の中で起こってしまう。そうすると過剰に働いた機能は疲弊して、今となってはすっかり稀ではなくなった鬱病の原因となる。だとしたら野生時代の災害アクシデント時には、全員が鬱病となって復興どころではなかったのではないかと考えられる。ところがそうならない仕組みがあったのである。

その仕組みとは状況の共有である。

大脳の熱は、思考や情動といった活動から生まれる。また脊椎反射は運動や大気の状態から身体の産熱活動に関わる。温度や湿度といった外環境や、意志や思考という動作、また運動や休養や摂食などの一切の作動条件から、脳内温度の安定維持を視床下部が中枢として管理し統治する。ところが作動条件の一切が統治能力を超えた場合、頭蓋骨内環境の安定は乱れ、その乱れは人体にとってストレスという体内状態となる。乱れの原因は極端な気候変化や、災害や闘争などのアクシデントであるから、こういったストレスの原因は居住を共にするものなら共通するため、言わずとも荒れた状況や苦しい認識を共有することとなる。

より乱れた体内環境からのさらなるストレスは、生理活動をより偏ったものへと発展させる。しかしそんな個々の体内動作は、地域ぐるみで同様の偏りとして一致していたのである。偏りが一致した理由は復興という目的であった。特殊な偏りも多くの人々と共同できれば、心身への負担は軽く済む。それが鬱にならない「状況共有の仕組み」なのである。

逆に考えればストレスは共有するものというのが、人体のスタンダードなのである。だから他者の辛さを知ることで、自身の辛さが紛れるのである。ところが現代となって個人々々のストレスは、個々に孤立し区分された。つまりストレス原因は個別になったのである。個別とは原因は同じタイプであっても、起るタイミングや環境が違っていれば個別である。現代人は安定した文明社会の中の、その秩序への従事者として生きている。文明の持つ機能は共有されるが、しかし安定維持のための秩序の保持は、個々が担うものとなる。

人体にとっては特殊ともいえる独りストレス。それは文明を保持する秩序の一部を背負わされ、そんな重責によって疲弊し機能は低下して、鬱病を引き起こす元となったのである。

アクシデントへの対応には予想機能がある。それは経験値の遺伝となって視床下部が持つ。そして対応の内容とは、脳の環境を守るための体温の安定である。その安定が乱れれば補正するが、その補正能力の限界を一瞬でも超えることがあれば、恒温性維持の足並みは揃わず、ストレスという体内状況となる。しかし野生時代から現代へと人体に継がれてきたものは、ストレス原因の共有であった。どんなに激しい災害だったとしても、遺された人たちと共有し合うことで立ち上がり、その先の文明へと進んできたのである。

ところが安定と安全の現代文明となって、予想機能の置かれる状況が変わった。予想機能は視床下部の先天的な反射のため、危険要素の遭遇を察知すれば自動的に働いてしまう。予想後の状況を、人体に備わった生理能力の範囲で対処できれば問題はない。太古の災害アクシデントでは、対処を超えても共有があった。しかし現代の場合は対処できなかったときに、他者との共有性がないことが問題となる。

ということになるのだが、ただ現代の場合、対処できることしか起らない。なぜなら生命を脅かすようなアクシデントなど、滅多に起らないのである。だから体温バランスなら生理能力の範囲で、ほとんど対処が可能なのである。ただ少し違うのが、体温バランスの乱れの要因として、肉体の産熱機構ではなく大脳の活動による過熱となる。そのため肉体の活動能を下げることでの対処となる。姿勢や動作を支える深部筋を弛緩させ、産熱活動を制限する。それが実感としてはダルさや体の重さを生む。動こうとしても思うようにならず、活力や気力が落ちた感じとなる。しかし対処はできているのである。

現代でのこの文明において、独特といえるものは体温バランスの乱れが大脳であること、そしてその乱れへの対処が日に何度も起こることである。ここに初期の疲弊が関わる。一つ一つの乱れへの対処は、生理機能の範囲で可能なのである。ところが何度も起こるために疲弊して、対処能力は落ちていく。一人の生理能力で対処できたはずのストレスは、いつしか個人の力では対応できなくなったものの、初めから他者との共有がなかったがために「状況共有の仕組み」は、成されないのである。それが現代ストレスの要因であり、鬱病の原因になるものといえる。

だから大切なことは大脳の過熱を下げることといえる。その具体的な行為を「気分転換」という。近代になって文明が安定し始め、経済的な余裕もあって余暇が広まった。ところがさらに時代が進んだときに、ただの休養を意味していた余暇に機能が加わる。気分転換という目的である。気分転換によって、ストレスの解消を求めたのである。暮らしの中で矢継ぎ早に起る体温バランスの乱れは、余暇によってストレスの発芽を抑えた。しかしそれは日々の予想機能の発動の、そのたび毎に募る疲労への処置である。暮らしの中の大脳を過熱させる要因が、断たれたわけではない。文明の安定と安全のご加護を受けるのであれば、秩序保持の一部を担う大脳の活動熱の発生は、免れないのである。だからこの文明には、娯楽や風俗が用意された。しかし全ては一時しのぎであり、結局はその一時しのぎに使ったお金を稼ぐために、また日常を繰り返すこととなる。

明日への活力を求めたストレス解消は、一時しのぎの散財となって日常に引き戻される。そして結局のところ人の本能は、多勢な触れ合いを求めるのである。しかし分衆をいわれた今の社会に、その拠り所はすでにない。求めに対し現状がそぐわなければ、心の隙間となる。かつてその隙間に新興宗教のふりをしたものがつけ込んで、社会問題となったのである。だがしかし、最終的にストレスに対応できるものは「状況共有の仕組み」しかないのである。現代においてその近道となるものは、他者への理解である。共有と理解が大脳の過熱を抑えるのである。

「他者の辛さを知ることで、自身の辛さが紛れる」

この文明の中での共存にあって、誰もが何かしらの辛さを抱え、大多数の辛さが共有できるものであるとわかったとき、野生時代の先祖が復興できたように、鬱病へと向かうストレスの道から脱却できるのである。

ある。

脳と体温の生理

「小さな不幸は誰でも一緒」

人にはほっとするという感情がある。これはそのほっとするを、起こす言葉である。

なんとなく体調がすぐれない。時間やお金が足りない。人との折り合いがうまく取れかない。物事が都合よく行かない。

自分だけと思いがちなこれら小さな不幸は、実は誰もが抱えていて、表明することで他者との共有が、できるものだとわかるのである。

小さな不幸は小さなストレスである。だがみんなも自分と同じように、お金が足りず人の折り合いがうまくないと知ったとき、この「ほっとする」が起きる。

ほっとするは脳の温度が、少し下がるのではないかと思う。ストレス誘導で脳の情動機能が亢進し発熱量が上がる。しかし誘導元のストレス源には他者との共有性があることを知り、その発熱が抑えられたのである。それがほっとという感情になる。

そしてこの「ほっ」というのが、安心なのではないかと考えている。

人体は脳を中心に、生理活動が営まれている。

脳が暑いと判断すれば、身体はどんなに寒くても産熱を減らし、逆に寒いとの判断では、体が壊れるほどに熱を出す。感染症のときは免疫として熱を上げ、しかし40度であってもガタガタと震える。

こういった発熱時の大脳は、高温での危険に晒されている。ところが要の脳幹は副鼻腔と顔面血流で、恒温を維持しているのである。

それとは別に、大脳自体の発熱もある。思考や情動という活動熱である。この大脳の活動熱は、直接脳幹に干渉する。その干渉によって脳幹の温度が上がらないよう、全身の筋肉の活動量を下げ、副鼻腔と顔面には排熱で血流が増加する。

だが元々の我々の体構造は、肉体の運動熱への冷却が主だったのである。だから赤道直下発祥の人体は、冷却機構に優れる。それは立位という構造であり、発汗という機能である。炎天下で狩りという運動を継続的にこなしても、脳の恒温は守り切れるほどの冷却能力である。だからむき身の人類は、持久走だけが取り柄であった。

そして持久走だけを取り柄にした冷却能力で、大脳は存分に思考し情動して活動した。活動は肉体の冷却機構によって補われ、生きていくことの安全と安定を、最大限に保てる文明を作り上げたのである。

安定と安全とは肉体に負担をかけない社会構造である。

まずは農耕と牧畜で山野を駆け回らなくなった。農作物は備蓄されさらに流通も起ると、需要と供給という社会システムが作られる。社会は広がり需要を増やし、供給の規模は大きくなって産業を生み、雇用と労働という共存関係が文明をより伸展させた。需要は食べて暮らすのが基盤であるが、供給には物や時期によって多い少ないがあるため、価値という概念が発生した。通貨はその概念の具現物である。この通貨という具現物が価値を代行するという状況によって、安定と安全は成し得ているといえる。

ところが人類が本当に求めたものは、通貨では得られていない安心であった。つまり「ほっ」は、通貨では得られないのである。ところが何かの瞬間、内に秘めた小さな不幸が、周囲と共通すると知ったときに「ほっ」は起る。この安心は、それまではストレスの中に居たことを意味している。

ではそれまでに居た小さなストレスとはどんなものか?

「安定と安全の現代の生活環境」が、我々が居るところそのものなのである。通貨とは仮想価値である。労働対価と物品供給を、仮の価値という決め事でつなぐのが通貨である。この仮想価値という決めごとを成立させるため、憲法や法律やモラルなど、我々の社会への秩序の保持は幾重にも存在する。社会は個人へと秩序の保持を課す。課された個人は秩序を乱さぬよう、小さなエチケットの一つにまで気を回す。安定と安全への秩序の保持は、思考と情動の回転を常に止めない。それが「ほっ」とをさせる、ストレスの源なのである。

だからこの社会に居れば、大脳は微熱の生産に終始する。そしてその微かな熱量の相殺に、骨格筋の産熱を落とす。ストレスが低体温となり不定愁訴となるのは、この下がった体産熱のためである。さらに体は体でそれとは別に、産熱量で対応しなければならない環境がある。外気の変化である。実際には元々この外気の変化に、人体の生理は付き合い続けてきた。それは空調機器が万全な今であっても変わらない。

野生時代と違うのは、外気の干渉は減ったものの大脳の産熱の冷却にも、骨格筋は産熱で生理対応を、しているということなのである。

だから例えば思考や情動がフル回転なのに、外気が寒ければ体温生産はどうなのか？

その場合、外気の寒さが脳への流入温度を下げるので、寒さで頭が明晰となる。ところが季節の変わり目などの中途半端な寒さでは、骨格筋の産熱温度を下げる必要があるため、そうすると体温は必要な温度に届かない。やや低いままの体温が数日続くと、風邪や鬱気分などの不調をきたす。逆に暑ければ大脳を冷却するに足りず、頭はぼんやりし体はダルくなる。どんなに骨格筋の産熱を落としても、脳への流入温度が下がらないからである。現代文明の環境は、脳と体にダブルバインドの負荷をかけ、特有のストレス社会を成り立たせているのである。

実は文明病の本体のように大脳と産熱の不具合を書いているが、例えば黄帝内経が書かれた二千年以上前も同じようであった。何故なら通貨がすでにあったからである。安定と安全という物理的環境は確保しながら、安心という精神的環境でバラつくのは、通貨という社会機能を基本に置く、文明構造の特徴だからである。

人類にはすでに何千年間も所属している文明があり、対峙する社会があり、共同する小集団があり、在るべき個人があった。その中で人体生理は、情動と思考と肉体の運動と自然環境の変化に対応した。さらに自覚的に、飲食や休養の必要量を確保してきた。これらを成すのは周囲との共同による安定と安全からだが、互いの意思疎通がなくては、秩序の保持は成り立たないのである。だがコミュニケーションは言葉だけではない。息や呼吸や発語の質、顔色や表情や体臭。そしてそれらの内容と変化。互いに発しあうあらゆる情報に気をまわして、機嫌と体調と認識の様子を人類は、古代から知覚しあって過ごしてきた。こういった情報の源泉は、人体生理から出たものなのである。だから医学を構築するには、必ず目を向けなければならない。人体生理からの情報とは、そのまま診察学の源泉でもあるからである。

人体はいま社会活動をしながら、太古からの大自然の変化にも対応している。一部に人間の意識を必要としつつも、我々が健康を保てる大部分は、生理反射の働きなのである。この働きから湧き出たものを意識が受けて、人としての社会活動に反映する。我々はこの反映をあたかも自覚的で理屈の通ったものと捉えるが、ほとんどの全てがインスピレーションによる自覚の誘発であると、知っていなければならない。インスピレーションは生理反射が源泉なのである。例えば仏教が、阿頼耶識という言葉を当てたものがそうであると思っている。

生理活動のメインは発熱のコントロールである。平常であれば平常の、非常であれば非常の発熱が体内で起こる。そしてその発熱の具体的な動作は、動脈が主働を務めているのである。動脈は自ら太さと脈圧を変えられる。全身にくまなく行き渡った筋型動脈は、全てが交感神経の伝達によって熱と血流の全身分配を行う。人はその動脈の働きの上で、インスピレーションからの意識活動によって、社会と自然の狭間で自らを保っているのである。

2章　脈状診という生理・動脈

古典医学が伝える機構

鍼の古典医学書「難経」の第8編、八難の問いには「寸口の脈が平にして死する、とは何か」とある。寸口とは手首の橈骨動脈拍動部を示すが、平とはなんでもない、つまり脈から病気の確認が取れていないのに、その人は亡くなってしまうがなぜか?という問いかけである。

その問いかけに対しての応答は、

「諸の十二経脈は、皆生気の原（もと）に係る。いわゆる、生気の原は、十二経の根本を謂うなり。腎間の動気を謂うなり。これは五臓六腑の本・十二経の根・呼吸の門・三焦の原なり。一名は守邪の神なり。故に気は人の根本なり。根絶するは則ち茎葉が枯れるなり。寸口の脈が平にして死するとは、生気が独り内に絶えるなり」

とある。

「経脈」とは体外反応である。治療成果のみが医学のエビデンスであった古典の時代、患者の体が体表に現した情報は、施術者にとって唯一の医療対象であった。表皮に包まれたその中の様子。目には見えない生理活動のあらゆるは、経脈という反応で状況の表出が成される。その表出は様々な区分で解析される。人体生理の中枢は五臓であり、運営は六腑である。この生理の中心から体内活動は起こり、その反応の表出は脈動、体臭、体色、皮膚、発語と分波していく。便宜便法の都合から経脈の反応は五臓六腑に帰依する形となってはいるが、本来は様々な区分の可能性を抱かせての「諸の十二経脈」であり、その本来は「生気の原」に係わっているのである。

ところがこの古典の時代にあっても「十二経脈」は、五臓六腑の出先器官という短絡的な診断構造に成り下がっていた。

しかし東洋医学の論説の要として、原理は抽象で動作は具象と考える。

実際に体内には腎臓が2つある。そのため「腎間の動気」とはこの二つの間の何かの動きと考えがちである。だがこの間には消化器官がありその動きと捉えたとしても、それだけでは不十分である。大切なことは、ではなぜ消化器なら消化器としての動きがあるのか？という掘り下げである。

短絡診断の普及がこの掘り下げを放置させたことで、五臓六腑は十二経脈に分配されているという認識と、いきなり腎臓は2つあるという解剖的現状の表記の次に「動気」という抽象性の解説は混乱材料となる。

まずは十二経脈をせっかく五臓六腑へと区分したはずが、腎に「生気の原は、十二経の根本」とまとめられてしまうことと、そもそも五臓のうちの1つである腎のみが原であり根本という記載。この八難の記述は、すでにこの時代にあって短絡認識と化した十二経脈への、難経の著者の修正努力の一文なのである。

生理と言うものは、まずその働きがあって動作の確認ができる。人は立って歩き、見て聞いて考えて動き、勤労と学習があって文化的な活動を営む。活動によってエネルギーは消費し、また気温の寒暖差や精神や体調の状態などから、飲食摂取の質と量が変わる。体内生理のうちのこれら肉体活動と飲食摂取の様相は、東洋医学では脾と三焦に割り当てられている。施術者は患者の活動と食事の内容を聞くことで、生理動作の表層が確認できるのである。

つまり飲食が生理動作を支えている。しかし生理という働きそのものは、動作原理があって成り立つ。その原理の存在が「腎間の動気」なのである。

東洋医学での五臓の在り方は、全て陰陽機能に帰依している。最も陽である心は、拍動によって直接その活動を体外へと伝える。陽にあって陰寄りの肺は、呼吸の様相で間接的に動作がわかる。陰陽の中間の脾は飲食の摂取とその消費で、働きの推察が可能である。陰にあって陽寄りの肝は、全身の器官が正常動作をしていることで、適材適所への統治という働きが論理的に把握できる。

そして最も陰の腎である。膀胱に尿が溜まることでかろうじてその働きがわかるが、本来は人が人であり個人が個人であることの性質を、体の奥にあって維持し続けるのが役割なのである。体型や骨格、顔つきや性格。個的な体質や社会環境への在り方も含めて、腎があっての人体と考えるのである。

そのうえでなぜ腎臓は2つあるのか？科学が捉えたものは血液浄化機能の容量の余裕性であった。メカニズムとしてはそれで良いが、生理活動の全体を支える五臓としては、単なる排尿器官では済まされないのである。

生理活動の外的観察として、飲食の摂取と肉体の活動があった。この六腑による具体動作は、そう動作せよという原理があってのものである。しかしその原理は、外的観察では捉えられない。想定と推察という抽象扱いによって推論されるものである。この抽象性を具体把握に近づけるために、飲食の消化吸収には直接的でない五臓をモデリングとしたのである。そしてこの五臓を解剖学的位置の陰陽に従って、生理を運営する機能とした。

最も陰の位置にあり、体の奥から人であるという体型や種の性質までもを腎は受け持つ。つまり現代でいう遺伝子情報的な要素を腎の機能とした。これは見える肉体形成も見えない性質も、人体の全体として受け持っている。「形成」と「性質」を持って、2つの腎と考えたのである。間の動気とは、あるときは形成寄り、あるときは性質寄りと状況対処しながら、人体生理を運営する五臓の動作を先天機能の腎を通じて伝えたものであり、つまりそれはオートマチックな肉体の内部動作、自律神経のフレキシブルな働きとその中枢である脳幹の活動を、古代人が外部観察のみで理論化したものである。

それが「五臓六腑の本・十二経の根・呼吸の門・三焦の原」である。

ところが自律神経の動作は脳幹中枢のみではない。体表からの求心情報を脊髄反射としてもこなす。中枢の死としての脳幹との断絶があっても、外環境への対処はまだ続いている。つまり体表反応は残っているために経脈は正常なのである。それが「生気が独り内に絶える」という言葉となる。中枢の途絶えがあっても、肉体は外環境の変化に応じて体内保持を守る。「一名守邪之神」の状態である。

この八難では「脈は平だが死」という、東洋医学の拠り所である脈診の否定論を語る。しかしその内訳は否定ではなく理由である。末端は正常であるが中枢は異常という考えは現代医学にはない。それは現代医学が科学と称して対処しているものは、自律神経の末端の化学反応の異常だからである。その異常を薬物で中和し、もしくは異常による細胞破損の除去をエビデンスある科学対応としている。ところが伝統医学は末端は正常を装っても、すでに中枢は死の可能性にまで踏み込んでいた。なぜ脈は正常なのか？2章では中枢と動脈の関係を元に、動脈の性質の解説を進めていきたいと思う。

動脈の構造と機能

動脈は全身をくまなく覆って血液を供給するが、大きくは2つのタイプがある。解剖学的な断面構造であるが、その血管壁のほとんどが結合組織からなる弾性型と、平滑筋からなる筋型である。心臓に直接つながる大動脈と名のつくものは、全て弾性型である。また大動脈弓から上行する左総頸動脈、左鎖骨下動脈、そして腕頭動脈とその先の右総頸動脈、右鎖骨下動脈も弾性型動脈である。鎖骨下動脈は腕へ、総頸動脈は脳へと向かいその先の胸郭を出た辺りから、筋型動脈となる。それは腕であれば腋窩動脈、上腕動脈、橈骨動脈や尺骨動脈。頭であれば頸動脈洞から続く内頸動脈と、その先で分枝して頭蓋骨内部に広がる動脈も筋型。また鎖骨下動脈の分枝の椎骨動脈も筋型で、第七頸椎から一気に第一頸椎まで後頸部を登り上がり、以降は脳底動脈などに分岐して頭蓋骨内部に広がる。全て筋型動脈である。

筋型動脈の平滑筋はなんのためにあるのか?ー血管の太さを変えるためである。

血管が太さを変える理由は何なのか?ー血圧の調整のためである。

では血圧はなぜ必要か?ー心臓が拍出した血液を、脳へと届けるためである。

心臓から脳へと上げるための血圧。実はこれが不思議としか思えないのである。

人が横になっている。このときは心臓と脳は同じ高さのため、圧力はなくとも血液は脳へと届く。そして次に一瞬で起き上がる。脳は唐突に、心臓から30センチほどの真上になる。心臓の拍出は1秒に1回として、では横臥位から座位まではスッと動けば1秒に満たない。心臓が拍出する流動ではたとえ血圧を上げたとしても、脳への正常供給は間に合わない。そうなると心臓の拍出だけで、脳を含む全身への血液の適性供給は、本当に可能なのかと考えてしまう。

心臓の一拍動で血液が送り出されてから、次の拍出までの1秒間。その間で脳が心臓より30センチ真上に来る。この1秒の間に大動脈弓から脳までにある血液は、頚動脈洞や椎骨動脈から上の動脈管内の残留分である。その拍出と拍出の間の流動のない1秒以内で起き上がったときに、脳が貧血を起こして目が回るということは、ほとんど起こらない。この疑問に答えられるヒントとして、頚動脈洞の上下の拍動部の強さの違いを考えた。

頚動脈洞は喉仏の左右両側にある。そこから親指の太さ分上にズラすと内頚動脈の拍動に触れ、下にズラすと総頚動脈の拍動がわかる。そして比較すると上のポイントである内頚動脈の拍動の方が強い。もし心臓の拍出力だけで全身に血液を回しているのなら、より心臓に近くより引力の影響が少ない、下のポイントの方が拍圧は強いはずである。しかし上の方が強い。上の内頚動脈は筋型である。

再度仰向けに寝て、喉仏の横上の内頚動脈のポイントに指を当て、腹筋運動のようにしていっきに上半身を起こす。するとは上のポイントでは拍動の圧が増す。つまり筋型である内頚動脈はより強く拍動するのである。しかし同じことを下の総頚動脈のポイントでやっても、差はみられない。この現象は、心臓の拍出だけでは賄えない引力の干渉を受けた血流を、内頚動脈の平滑筋が強く大きな拍動を起こし、吸い上げることで必要量の確保をしているのではないかと考えられる。おそらくそれは内頚動脈だけでなく、脳内動脈の毛細に至るまで、いっせいに強く拍動して吸い上げ効果を作っているのではないのだろうか？

だがすでに心臓から出た血液の量は、決まってしまっている。吸い上げるとしたなら、起き上がったその瞬間に存在している大動脈弓や総頚動脈、鎖骨下動脈、腕頭動脈内の血液である。しかし急に吸い上げればこれら血管の内部は陰圧となり、さらに下にあるために脳へと届いたはずの血液は引力と陰圧で、引き戻される可能性がある。ならば陰圧にしないために脳の直下の動脈管に、吸い上げた分の血液の付け足しがあるのではと考えると、大動脈弓より上の血流は腕と共有されている。つまりこの起き上がりの一瞬に、腕への血流は制限して、脳にまわる分を増やしているのではと考えられる。

そう考えてもう一度仰向けになり、今度は左手の指先を右の橈骨動脈拍動部に当てる。両手は胸に抱き、また上半身をいっきに起こす。すると橈骨動脈拍動部の拍圧は小さくなる。

これは橈骨動脈が拍動の幅を小さくして、しいては上腕動脈や尺骨動脈などの腕全体の動脈が拍動を小さくして、腕へと流れる血流を減らしているのではないかと考えられる。

整理をすると、動脈は弾性型と筋型がある。体幹内部の大きい動脈は弾性型、それ以外はすべて筋型。筋型を構成する平滑筋層を持った動脈は、太さを変えて血圧や血流の変化を作る。特に血圧の場合、その重要な要素は心臓から脳への押し上げである。

では横になった状態から起き上がったとき、脳への血流が減って貧血を起こすことがほとんどないのは何故か?

起き上がる瞬間に喉の内頚動脈の拍動ポイントの拍圧が強くなる。しかし総頚動脈のポイントでは変化はみられない。内頚動脈および脳内の動脈の拍動圧で上に来た脳へと血液を吸い上げたのなら、拍出後の大動脈弓や総頚動脈に残る血液を使った分だけ陰圧化して、脳に行った血流を引き戻す可能性がある。しかしそうならないのは大動脈弓より上の血液を共にする、腕への血流の制限が起こるためではないか?橈骨動脈拍動部を診ながら上体を起こすと、拍動圧が小さくなる。つまり腕全体の血流が制限されたのである。

以上が整理であるが、この一連から筋型動脈は自らも拍動しその拍動圧を変えて、心臓から拍出された血流を全身レベルで補佐している可能性がある。つまり「動脈管の自律拍動」である。

もう1つの方法として、血流を共有する腕の動脈の拍圧変化をみたい。腕を下垂して心臓よりも下と、挙上して心臓より上の場合の、その拍圧の変化をみる。まず座った状態で、左手の人差し指を立てその先を右の橈骨動脈拍動部に当てる。左の他の指は右腕を握り、両腕はともに右側に下げこの時の拍圧をみる。そしてそこから一気に両腕を挙げ、頭上に来たときにも拍圧をみる。

するとと挙げたときの方が、橈骨動脈拍動部の拍圧は強くなるのである。

つまり心臓よりも高くなった腕へ血流は、引力によって少なくなってしまう。この虚血状態を防ぐために腕を走行する動脈は拍動を強め、血液を吸い上げていると考えられる。

さらにだめ押しのような方法ではあるが、横になって上体を起こしたときに、同時に両腕を挙上してみる。すると軽い手先のしびれ感とめまいのような感じを受ける。上半身と腕の両方同時の挙上では、指先までの血液が足りないであろうという様子が確認できる。

これらのことから動脈は、心臓から拍出された血流のサポートをしていると考えられる。そのサポートはただ太さを変えた血圧での流量調節だけでなく、積極的に拍動をすることでの能動的な働きと結論する。

動脈は弾性型と筋型とあり、筋型の平滑筋層によるダイナミックな自律拍動の機能によって、全身各所の血流調節をもしていると想定して、この2章では脳幹と動脈の関係を考察していく。

動脈は自律拍動という、生理の可能性

動脈血が心臓から出て、まず最初に通る器官が大動脈弓。その大動脈弓という名前の管は、そのままループを描いて下行大動脈という名称となる。この中を動脈血は心臓の吐出圧と引力による自然落下で通りすぎ、足の指先まで届く。

大動脈弓から下行大動脈は心臓に直につながった管で、上から出てから下へと曲がって鼠蹊部へ向かう、いわば筒抜けの構造で下降する。心臓から送り出された血液はほぼ百パーセント、流れ抜けてしまうと考えてもおかしくない構造であ

る。ただ血管の内部はぎっしりと血液が詰まっているから、送り出しの圧力を受ければ血管内圧も上がる。その内圧で大動脈弓の上部の3つほどの穴にも、血流が入り込めることは想像できる。

脳や腕に行く血流は、大動脈弓の上部にある3箇所ほどの小さな穴をくぐり、総頚動脈や腕頭動脈、鎖骨下動脈へと入る。この入り込んだ血流は、脳と腕との共有であり全身の3割ほどの量となる。心臓からの吐出圧によってこの穴を通り、さらに上部の脳と腕に行くということなのである。

だが全体の三分の一に近い血流量を、本当に心臓の吐出圧とこの大動脈弓周辺の構造だけで、さら上へと送れるのだろうか?脳と心臓が水平位だったとしてもどうかと思うが、人は動作でお辞儀をしたり立ち上がったりと、脳への高さは瞬時に変わる。この瞬時の調節をこなしている状況を考えると、どちらかというと脳の方からその都度の必要量を吸い上げていると、考えてもいいのではないか。

しかし吸い上げ運動を起こすような器官は、頭蓋骨の中にはない。おそらく運動するような器官であれば、その構造は筋肉によるものとなる。そうなると筋肉でできている器官が脳の中に1つある。動脈である。

前項で示した通り、動脈はその平滑筋層によって自律的な拍動を起こす。そのときの拍圧によって、吸い上げ効果を作り上げているとの想定となる。

動脈の拍動という自律動作は当然ながら、自律神経によるものである。しかも動脈のより特徴的なことは、交感神経のみで収縮も膨張もしているのである。つまり動脈は拡がるのも縮むのも能動的な働きであり、積極的に吸い込み、そして積極的に送り出している。一本の交感神経の繊維から受けた司令を動脈サイドが、受容器を切り替えることで収縮も膨張もと、真逆の動作をこなしているのである。

この動脈の司令の受容構造は、全身のほぼ全ての筋型動脈にいえる。

動脈の膨張と収縮は、中枢である脳幹の司令を逐一受けているものではない。恐らくはただ「動け」という司令だけのものと考えられる。その「動け」だけの司令は脳幹を出て、交感神経の繊維へと伝導される。繊維の神経束は背骨の椎骨の椎孔を通り、それぞれの椎間孔に分枝して、一部脊髄神経節を経由して交感神経節から交感神経幹に接続される。そしてここからは無数の交感神経が、脊髄神経に混ざって全身に分配されていく。その分配された中の相当数が、全身に張り巡らされた動脈網を構成する1つ1つの動脈に接続されて、「動け」という司令を供給しているのである。

そして司令が動脈まで辿り着いたときは、単なるオンとオフのような「動け」という司令ではない。この司令は椎間孔を出た後に脊髄神経節を経由する。無数に分配された脊髄神経は、全身の情報を載せてこの神経節に集合するのである。これらの情報は求心として脳幹に向かう。だが交感神経にもこの情報が混ざり、交感神経節への送信もあると考えたとき、交感神経幹全体がこの全身の情報を共有していると想定できる。

たった一個の心臓というポンプなだけで、肉体が運動すれば筋肉に、食事をすれば消化器官に、そのほか脳や各臓器や器官に、必要に応じた適材適所への血流配布は可能なのだろうか？機能的に心臓の吐出は大雑把な必要量で、細部への分配は各所の動脈が行なっていると考えた方が、循環器の構造と機能が合致する。運動すれば動作筋肉の動脈は膨張し、拍動幅は増える。食事をすれば消化器官が同じ状況となる。必要箇所の動脈に向けて「大きく動け」とさせているのは、交感神経幹が全身情報から即座に判断した、脳幹司令に追加された伝達ではないかと想定している。だから動脈はその大部分を平滑筋で構成し、枝分かれして細分化し、内分泌器官にも立毛筋の1つ1つにも到達していて、そのあらゆる細動脈1つ1つにまで交感神経が接続され、交感神経幹からの追加司令を元に全てが一斉に必要動作を行なって、つまり適材適所への血流分配という統一機能がなされるのである。

さてこの「統一機能」の顕著な例が、前頁から引き継いでいる起立時の様相に見られる。そしてそれは見られるというよりは、考えてみると不思議だというものである。

体を横にしているとき、心臓と脳は同じ高さである。起き上がれば脳の位置は心臓の真上となる。子供などは一瞬で起き上がり即座に走り出す。脳が心臓の真横にあるのなら、引力の干渉は受けない。しかし起き上がったその瞬間、血流は引力の抵抗にあって、脳は虚血となるはずである。脳内に虚血が起これば貧血を起こし、その場に倒れこんでしまう。ところがそうにはならない。立ち眩みなどというものもあるが、健康体であればまず起こさない。心臓の拍動が1秒に1回程度と考えたとき、子供などはこの1秒の間で起き上がって走り出す体制にまで入ってしまう。心臓の拍出では起立時の脳虚血の補正は間に合わず、このことからも人体の血流には、心臓とは別の動作があるといえる。構造的にその役割は動脈にしかなく、そして一瞬で流動を確保できるのだとしたら、吸い上げを行っていると考えられるのである。

交感神経幹の上部は上顎神経節にまで達し、橋・延髄付近の高さにまで及ぶ。そこから頭部顔面の器官につながる。ならば脳内の動脈にも分配されている可能性は充分にある。なぜ頭部の器官の自律神経は、一度わざわざ脊髄に出てから交感神経幹に繋がって頭部に戻るのかという非合理を、解消する理由にもなる。つまり交感神経幹の中で「適材適所への統一機能」のための情報共有を受けて、脳に戻って動脈への適性動作を司令するのである。

この吸い上げ動作の起因となる必要情報は血圧である。血圧とは心臓から上の脳に血流を押し上げるためのもの、と言っても過言ではない。起立時にこの血圧の変化を読み取って、虚血に備えるのである。

心臓から出たばかりと脳に届く手前では、血流圧は違ってくる。

実はこの圧力を2箇所で常に監視しているセンサーがある。1つは大動脈弓内の上部、もう1つは頸動脈洞の内部である。この2箇所のセンサーの検出に応じて、1秒ごとの心臓の拍動の吐出圧を変える機構はある。特徴的なのはこの2点間の動脈は弾性型だということで、鎖骨の直ぐ上の総頸動脈の拍動点は、唯一の体幹外部にあって手で触れられる弾性型動脈の拍動である。もしこの箇所が筋型であれば、余分な圧力のバイアスで正常な検出が不可能になる。単なるパイプの中を血液が流れての圧力差を、測れることが必要なのである。

この2箇所の圧力センサーが検出した、コンマ数秒単位で生じる圧力変化を感知して、脳に対して虚血も過圧も起こさせない適切な流量を確保するために、頭蓋骨内部の細部にわたる動脈が自律的に拍動幅を変える対処をして、吸い上げを行っていると考えられるのである。つまり2つの圧力センサーと起立動作による筋肉運動、三半規管の平衡感覚などの情報を元に、脳内の動脈が適量とタイミングを察知して、吸い上げを行う自律動作の生理機構が働いているのである。

脈診の構造〜交感神経幹の働き〜

交感神経幹は、上は脳幹脇の上顎神経節から脊椎前面の両側を通り、下は仙椎にまで達する。両側というくらいだから2本あって、おそらくはそれぞれが身体の左右を受け持つのだろうし、この2本は脳幹からの動的な司令の分配をこなしている。対して副交感神経には神経幹どころか、神経節の存在もあやしい。脊髄内部の交感神経の束は各椎骨の間から出て交感神経幹を形成するのに対して、副交感神経は頸椎と仙椎の上下2箇所の椎間から「なんとなく」出て、全身に拡散する。体の器官を「動かす」方向の司令線は明瞭なのに対して、「休ませる」方向の司令線の分布は「もやっ」としている。これは交感神経が受け持つ全身諸器官への動作は統一的でフレキシブルだが、制止の場合はもっと大雑把なものだからと考えられる。全身が1つになっての常に変わりゆく環境への対応には、的確でスピーディーな対処が必要で、そのための滋養物資の供給器官である動脈の動作にも、的確さが必須なものとして膨張も収縮も拍動も、交感神経の司令で行われていると考えられる。

器官に動作司令が届けば、その動作に必要な酸素や養分の供給を即時に行うのは当然だが、動作が終了したならば即時に供給を止めるのも、不要な血液流入での炎症や組織破損を防ぐうえで重要なのである。それに生体はのんびりしていない。1つの器官の動作の後に、次々と別の器官の動作が連続する。全身の血液量は一定であるから、なるべく早く血流が不要になった器官への流入は抑え、必要器官へ廻さなくてはならないのも、膨張も収縮も交感神経で行わなければならない理由となりうる。つまり動脈とは全身器官の動作を下支えするものであり、大動脈弓から派生し全身へと分枝した、一つの器官なのである。心臓の拍動から吐出された血流に、必要各所に応じたプラス α の動きを加えて分配する、それが動脈という器官の働きである。

そしてその上で大動脈弓から上の血流は、大部分が脳へ届くものとなる。大動脈弓上部の小さな穴からの血液の昇りあがりは、脳内動脈の膨張による吸い上げである。圧力センサーからの情報は脊髄神経節を経由して交感神経幹へと送られ、判断された司令は上顎神経節経由で、脳全体の動脈群へと届いての吸い上げ効果という動作となりうる。

その中で実際には腕へと流れる血液もある。腕への血流も脳の吸い上げ効果の恩恵に授かりつつ、それなりの量となる。そのそれなりの量の血流は、脳と共有するものとなっている。瞬時に起き上がった際の脳の虚血の解消は、約一秒ごとの心臓の拍出では間に合わない。そのため腕の血流は、脳の都合の影響を相当に受けるものとなる。例えば緊張から手先が冷えるのもそれであり、特に血液総量の少ない女性に多いものとなる。

この後への整理として、1章からここまでで考えられること。

脳は全身を統治しながらも、肉体を自己都合で扱う。

それが肉体の全ては脳のためにあるとの、由縁である。

統治であれ都合であれ、具体的な動作は血液の分配に現れる。そしてその反映は、腕の血流として確認できる。つまり腕の動脈の血流状態は、脳の都合、ひいては全身の様相を診ることができると言えるのである。

なぜ手の動脈で全身の診察が可能なのか。

それは全身への交感神経を介した、脳幹による動脈での統治。

このプロセスが脈診という技法の基底構造となる。

では脳幹の統治とはなんなのか。

その具体的な産物が、1章で記した体温である。

人は恒温動物である。37度という体温が安定していて正常となる。この37度という温度がなぜ必要か。それは脳の正常動作の条件だからである。37度は環境や体の大きさ、体内水分量、摂食物の内容、運動量や行動内容などを踏まえ、進化の中で決定されたものである。そして脳は自らの37度を守るために、自律神経を通じて全身に働きかける。その統制機関は脳幹であるが、全身器官が働くためには供給が必要であり、供給とは血液であり、その分配動作が動脈であり、その全身に隈無く分布する動脈の、細動脈にまで至る一つ一つに動作の司令を行き届かせているのが、交感神経幹なのである。

そして交感神経幹を通じた脳幹の司令は、各器官の動作にも入る。脳に流入する血液の温度が下がれば、産熱のために筋肉は収縮する。産熱器官の深層筋への収縮司令は交感神経であり、収縮して産熱する養分の供給も交感神経である。しかし必要動作の表舞台に対して、非動作の裏舞台がある。この裏舞台の主役は副交感神経であるが、しかし血流の場合は供給停止もまた交感神経なのである。

それでも供給というのは、およそ機械的な血液の分配である。血液が送られたとはいえ、酸素や滋養分の含有が少なければ、供給の意味を果たしたことにならない。寒さで筋肉が収縮しても、供給が満たされなければ産熱は弱く、さらに過収縮となり節々の痛みとなる。そこで必要なのが摂食行動である。つまり何かを食べて血液中の滋養分を、増やさなければならない。そうなると動き出すのが消化器官である。

まずは胃が胃酸を分泌する。それにより食欲中枢は刺激され、摂食の準備は整う。胃酸の分泌動作も胃酸そのものを作る物資の供給も、自律神経であり動脈である。そして飲食物を受ければ胃は消化活動を起こして運動し、消化物は腸へと流れ、さらに腸も運動して吸収を促進する。交感神経幹はこのときにもそれぞれの運動に血液が供給できるよう、それぞれの動脈に調節された司令をしているのである。

このときの全身の血液は、消化器官へと集中している。できるなら暖かい所で食事をし、さらには食後も暖かい所でリラックスできれば、体温を作る筋肉への血流も少なくて済む。リラックス状態は脳内の血流も減りその緻密な動脈網も動きが抑制される。

こうして血液中に必要な滋養分は満たされ、人は次の活動へと行動が移行できるのである。次への行動とはもしかしたら、寒さの中での過重労働かもしれない。激務に頭を抱える神経作業かもしれない。しかし活動に向けた滋養分は準備万端である。その食後の準備万端のサインが脈状としてあらわれる。それが橈骨動脈拍動部における関上部の強まりである。

腋下から腕に下った上腕動脈は肘より橈骨動脈へと分岐し、さらに橈骨茎状突起の横で手の甲側の背側手根枝と掌側の浅掌枝に分岐する。その分岐した箇所が関上であり、手前が尺中、手首寄りが寸口という。尺中は橈骨動脈の寸口は浅掌枝の拍動である。

寸口、関上、尺中。この三か所のそれぞれに指先を当てたとき、関上は普段からでも強く感じる。それは血流が分岐点に当たり、さらにその先が細くなって流動に抵抗がかかるためである。この元々当たりの強い分岐部の関上ではあるが、食後のリラックスを経て活動状態に移行するときに、脳内の動脈網は活発化する。つまり大動脈弓から上へと、吸い上げられる血液が増えるのである。その血流は脳だけのものではない。大動脈弓から上の血液を共有する、腕への流量も増える。その増えた血流で橈骨動脈内部は勢いを増し関上部がさらに強まって、サインとなるのである。大動脈弓からは左総頸動脈、左鎖骨下動脈、腕頭動脈が上行し、この腕頭動脈から右総頸動脈、右鎖骨下動脈が分枝する。総頸動脈は頭へと向かうが、同じ頭部を滋養する椎骨動脈は総頸動脈ではなく、腕に向かう鎖骨下動脈から分枝して、後頭部へと向かうという、配管構造となっているのである。

不具合と動脈・沈脈浮脈

動脈とはまさに、全身そのものである。その動脈を操作している交感神経も全身であり、交感神経幹という中継をもってして、その瞬間々々の必要に応じた血流量で、全身の各所を繋いでいる。

人は食事をし休息をする。すると生理的に橈骨動脈拍動部の関上部が強まる。この関連現象は脈状というにはかなり大雑把なものではあるが、脈に生理状況が反映される例の一つとなる。

生理が反映されるのだから、不具合があればその状況も反映される。

ではその不具合とは何か?

そもそもの設定。パソコンであればデフォルトが生理だとすれば、そのデフォルトを揺るがすマルチタスクな動作への不処理が不具合といえる。

例えばもし何かを考えながら、そのうえで重労働をしながら、忙しさゆえにものを口に詰め込んでの作業があったとする。血流はまずは重要動作中の脳や筋肉に集中していた。そこに胃へと物が飲み込まれる。生理動作とは、生命維持が基本である。よって胃に物が入れば、その養分の消化吸収に重要度は移行する。しかし思考作業や重労働は継続されている。つまり活性している器官は脳もしくは筋肉と、消化器官との多系統となるのである。しかも作業や労働とは、厳密には単一器官による動作ではない。脳も筋肉も使い、目や耳を使い指先を使う。

体内の血液の量は一定であるから、単純には血流を多分することとなる。当然、全身の各器官にも幾分かの活動はあるので、血流は脳や筋肉や消化器官だけということはない。ただ大流が二分し三分するのである。それでも本来は一つの大流とたくさんのその他というのが、人体の血流のデフォルトである。

人類はつい数千年前までの何十万年という期間を、狩猟採集で生きてきた。食べていくためには狩りをするわけだが、それは集団での採収であり、まずは事前の計画や打ち合わせが必要となる。それはチームとしての活動方針を決める思考作業である。死の危険と隣り合わせの狩猟活動は、綿密な計画性を持って獲り高の向上とリスク回避を図る。そしてそのうえで、現場の狩りとなる。計画立案という思考作業では脳に血が廻り、狩りという現場行動では筋肉へと巡る。そして獲物という成果を携えて集落へと戻り、食事となって栄気を養い、入床して休む。

それが当時の健康的な、生活とその肉体の日常であった。

そうかといって、順調な時ばかりとは限らない。不測の要素を含む狩りでは、現場判断という思考も必要となる。それでも立案計画が順調であれば、肉体労働が負う所である。ところが不備が生じれば、トラブルの処置に追われる状況が起る。狩りという現状では体の動きは止められず、その状態で懸命な思考活動をこなして、状況改善の打開策を模索する。そうした思考と肉体の努力での、最小限の被害と狩りの成果。しかし疲れ果てた狩人たちはなんとか郷里に戻れたものの、自らの戦利を口にできぬほどのダメージとなっている。

このダメージは血液の大流が二分されたことの、人体諸器官の不具合である。

不具合は一つには、活動に対して器官が受け取れる滋養分の不足がある。しかしこの不足を補える生理動作はある。それが拍動、脈拍数の増加である。定量である血液の機能を、より短期間に広範囲に発揮させるため、流動量を増やして不足分を補うのである。だがそれでもその拍動数も速い脈拍動作の時間にも限りがある。結局は生理動作の限界を超えた状況があれば、人は滋養分の不足のままで活動してしまうのである。

もう一つが過熱である。狩猟採集の当時は赤道付近が生活域であったであろうし、さらに炎天下での狩りという行為である。状況が許さなければ休息はなく、走り続けて獲物を追うのである。気温の暑さと運動による体内産熱。そのうえでのアクシデントであれば、行動の対象は狩りとトラブルへの対応の二つとなり、状況改善に向けた思考も全力となる。

外気温と体動熱で体内温度は上がり、高くなった温度の血液は脳へと流れ込む。恒温37度が鉄則の脳はぎりぎりの温度の中で、急激な思考を余儀なくされる。

脳は肉体の中心である。脳への流入温度が高ければ、その肉体がいかなる状況であろうと、体内生理は脳の都合に合わせて操作される。高い体内温度を吐き出すために呼気の量は多くなり、吸気への制限が起る。これが過呼吸である。吸気の制限で酸素量は減り、体内燃焼は抑えられ活動能力は低下する。いわゆる疲労での低下であるが、同じ作業下にあれば誰にでも起こる状態である。ただチームプレイにあって同時には発生しない。体力には個人差があるし、そもそもアクシデントを見越したフォーメーションとなっている。それぞれの調子の度合いで、状況を潜り抜けてのチームプレイなのである。そうして狩りとアクシデントと疲労低下を持ち回りで乗り越えて、成果を携えた帰郷となる。

しかし熱によるダメージは後を引く。脳が熱による二次的な損傷を防ぐために、肉体の機能を上げないからである。この脳による体の不活性を、深い疲労もしくは過労という。疲労物質は二次産物であり、疲労物質で筋の機能が低下したのではなく、疲労物質での炎症で過熱状態にあるために、脳が筋に制限をかけているのである。

過剰動作時の滋養不足による器官そのものの機能低下と、脳の操作による機能低下。

アクシデントに見舞われた狩人たちの食欲不振は、栄養という発熱材料の摂取で体温上昇を防ぐ、いわゆるノボセの状態である。

料理の匂いをかぐと、食欲を実感する。匂いによって脳が胃を刺激し、消化液の分泌が起るからである。しかし状態によっては食べ物の匂いが不快になる。食欲を抑えるための操作が、脳で起こるからである。疲れ果てた狩人たちの体は飲食を拒否してはいるが、滋養不足でのダメージはある。けれども栄養を摂れば体熱が上がり、しかし滋養を不足した器官には供給が必要。この相反した状態が不具合なのである。

この状態を解決するために、生体はいくつかの選択をする。まずはほぼ使い果たしているストックされていた滋養分を、脳には届け続けるのか。それとも脳に届けることでの流入する血液の、下がりきらない温度を入れないために血流を抑えるのか。

前者では大動脈弓から上の血流分のうちの脳に回る量が増え、後者は脳への量が減った分だけ腕への流量が増える。そうなると腕の動脈は大動脈弓から上の血流を共有しているため太さが変わる。脳に回れば腕の動脈は収縮した状態で拍動し、脳への流量が減るには拡張した状態で拍動をすることとなる。

収縮での拍動は橈骨動脈拍動部では皮膚から離れるので沈脈となり、拡張では浮脈となる。脳への滋養の流入が多い分、身体の機能は下がる。それを沈脈が示す形となる。脳が温度上昇を避けて血流の入量を下げた場合、身体には疲労物質からの不用意な発熱がある。浮脈ではそれを、伺い知るものとなるのである。

橈骨動脈拍動部と脳・遅脈数脈と虚脈実脈

脈診とは橈骨動脈拍動部の、脈の手触りに対しての診察術である。そしてその表れの変容を脈状というが、ただ闇雲に手触りを診るわけではなく、基本となる脈状がある。そのうちの一組が先にあげた「浮・沈」である。この場合は脳への流量調整の、腕の動脈の対応状態である。その他に「遅・数」、「虚・実」がある。遅に対しての数は（さく）と読み、早いという意味である。東洋医学の論理では浮沈の空間に対して、遅数は時間を意味する。そして単に脈拍数を表しているわけではない。そこで遅数を識るうえで、動脈の動きの理由を押さえておかなければならない。心臓も動脈も拍動するが、心臓はポンプである。収縮で動脈血を押し出し、拡張で静脈血を吸い込む。つまり収縮して拡張する。それに対して動脈は拡張で吸い寄せ、収縮で送り出す。目的に応じて血液を分配する動脈は、拡張して収縮するのが仕事となる。つまり心臓と動脈は、真逆の動きで同調しているのである。

そこで動脈は拡張して収縮するを、1クールと考える。心臓の拍動には平常時脈拍数があり、運動や興奮などの必要で早くなる。しかし日常の大部分の脈拍は「平常時」脈拍である。ところが平常時は常に平坦ではない。人体には微細な血流量の変化がある。それは立ち上がったり少し急いだりという動き、驚いたりイラッとしたりという心情、大気の圧や温度といった環境の変化で、その微細な血流量に対応したものが、遅と数という脈である。

急に走り出したり、激しく興奮したり。その場合には心臓が脈拍を上げて対処をするが、しかし日常にはあらゆる場面で、微細で小刻みな変化がある。それは心臓が脈拍数を上げるほどではない微細さ。または脈拍を変えるのでは間にあわない小刻みさ。

そんなときには動脈が、持ち前の自律拍動でサポートする。その動脈の動きは一瞬で拡張し、すぐに収縮し少しその収縮したままを維持するという動作。もしくは拡張し収縮するも収縮しきらないうちにまた拡張するという動作。

この動脈の動きの脈状は、前者が遅であり後者が数である。同じ脈拍数でありながら、血流量を微細に減らしたものが遅であり、増やしたものが数である。生体のわずかな機能の低下や亢進による脈状といえる。

マルチタスクにおける脳と肉体の温度と血液の分配の乱れは、各体内器官の機能の低下や亢進の不釣り合いである。働くところには血を増やし、休ませるところは減らす。だが働くところがいくつもあるため血が足らず、さらに休ませるところでも必要最低限の血流が届かない。

体内には定量しかない血液を最大限に有効活用するために、極限まで拍動数を上げて切り抜けたトラブルの後は、平常時拍動数にうまく戻れない心臓のサポートとして、動脈が調節している様相が浮沈や遅数なのである。

脈状の現れの理解として、原始時代の狩りという簡素化した例えを使っているが、人体の生理は現代との違いはない。新人社員の不慣れなプレゼンテーション時の鋭い質問への対応や、スポーツ選手のもう後のない試合での接戦など、原始の狩りのアクシデントと同じ場面はいくらでもある。心臓は平常脈動になんとか戻ったとしても、心身の受けた負荷で微妙に生理は乱れていて、その乱れへの対処の様子が脈状なのである。

心臓は平常時拍動に戻ったもののトラブルからのダメージは強く、生理の乱れはまだ残り、自律神経は安定しない。だからその日の晩はうまく寝付けなかったり、翌日になっても食欲は戻らない。身体は体力の回復を進め、細胞レベルの破損個所には血液を送って修復を促す。ところが休めるはずの睡眠は取れず、食欲不振で滋養分も足りていないので、動脈の適材適所への拍動は適正とは言えず、その拍動に伴なった血流量も適正ではない。トラブルの大きさによるダメージの強さは、心臓の拍動に動脈は同調しきれない状態となって、動脈の拍動幅と内部の血流量が一致しなくなるのである。拍動幅が勝れば「虚」であり、血流量が勝れば「実」である。

あまりにも大きなダメージの後は自律神経の乱れが強く、滋養分の少ない血液をなんとか必要各所に届けようとして動脈の拍動幅が大きくなるので、脈状は「虚」を現すこととなるのである。

しかし全ては全身の話である。体のほんの一部である橈骨動脈拍動部の現れに、どういうわけだか全身に網羅された動脈の動きが反映される。骨動脈拍動部への血流は、かなり早い段階の大動脈弓で全身とは分岐されて、脳との共有となって胸から上へと向かうのである。

ではなぜ橈骨動脈拍動部に、全身の様子が反映されるのかだが、一つには全身は脳のためにあるということ。つまり脳の都合によって全身の動脈網はコントロールされているということ。もう一つは腕の血流は脳との共有であるということ。脳の都合で大動脈弓から引き上げられた血流は、さらに細かい脳の都合によって腕への血流分配があるということ。

例えばダメージを受けた日の夜に寝つきが悪くなるのは、脳の興奮によるものである。これは完全な内部トラブルで、睡眠不足によるメリットは何一つない。眠れなかったことで休養はできず、思考も力もぼんやりなまま体表は寒く体の芯は暑い感覚が続く。その上での食欲不振。これはアクシデントを回避するための脳と筋肉の動作熱によるノボせである。熱くなった身体に燃料となる食べ物を入れないための脳内コントロールであり、脳内の温度を上げないというメリットがある。これらは前巻での被災時の異常体質に当たる。災害から復興するには必要だが、平常時では不快な体内トラブルにしかならない。

しかし食べなければ当然ながら血液中の滋養分は減るわけで、その減った分だけの多めな血流量を脳は吸い上げるのである。そうすれば必然的に温度も脳へと流入する。流入血液の温度を下げるために、脳は筋肉の発熱の制限をする。しかし疲労物質で筋肉は炎症状態となり、自律神経の操作だけでは発熱量は落としきれない。なので別の冷却方法として、体表の細動脈を拡張させそこに血液を呼び込んで、余分な温度を放熱させる。この時に体表には寒気を感じ、体の芯は筋肉の炎症で暑さを感じる。しかし抜け切らない温度を脳はノボせと判断して、食欲は制限されたままなのである。

だから必要分の滋養を脳が得るのに、多めの血流が頭へと向かう。すると腕への血液は減ることとなり、相対的に腕の動脈の拍動幅に対しての血液の流動量が不足して、橈骨動脈拍動部では「虚」の脈状が起こるのである。そうはあっても時間が経ち、炎症が治まり体表冷却もうまくいくと、脳への流入熱は正常化してノボせは解消される。食欲は回復して摂食し滋養は満たされる。滋養の満ちた血液で脳は流入を減らすことができ、大動脈弓から吸い上げた血液は腕に廻る量が増える。吸い上げ量の減少で動脈の拍動幅は減り、しかし腕の動脈には脳に回らなかった血液が流入する。動脈の拍動幅は減り血液の流動量は増えて「実」の脈状となるのである。

脈状で診える「生きている」様子

1章で書いた大脳と視床下部と脊髄反射の三層構造。この3つの産熱中枢のズレの発生をストレスとした。脊髄反射の中には交感神経幹の動脈統制も含まれる。皮膚から内臓の細胞の一つにまで分布する細動脈に求心伝達の情報を元として、血流配分を交感神経幹は司令するのである。

例えれば交感神経と血流の分配は民である。この民の領主は交感神経幹である。そうなると大臣は視床下部であり、肉体という国家を公平に統制するのだが、肉体状況とは別の動作をする君主がいる。大脳である。君主が慈愛を持って民を知り、大臣の働きをよく理解した統治をするならば、それは肉体にとって、この上なく健全な状態であると言っていい。

ところが快楽に身をまかせ、過剰栄養をむさぼり、動くことはせず、空調の効いた部屋からは出ずに、ゲームやネットの興奮情報ばかりに脳の熱量を消費させる。こんな暴君ではまさに肉体の身は持たない。

ところが暴君はこのタイプだけではない。朝も晩も身を粉にして働き、常に家族を心配し、寝食は不安定で、楽しみも気晴らしもなく日々を暮す。社会常識としての善し悪しではない。体にとってはどちらの人の大脳も暴君なのである。

よく手紙のあいさつなどに「ご自愛を」とあった。これは大脳の暴走を抑える、自己監視の言葉なのである。これも先に書いたものだが、二十万年前の視床を二十一世紀の大脳が覆っている。視床を含めた脳幹は、未だに我々はアフリカの大地を駆け回っている前提で、自律神経をコントロールしている。しかも始まりは百万年とも二百万年ともいわれ、その後付で大脳は発達し、思考や情動という産熱活動を開始した。つまり本能とか生理とかのどんな生き物の肉体国家にもあるもの以外に、我々には意志という別動作が同居しているのである。

危険な物に立ち向かい、疲れても休まず、手当たり次第に飲食をむさぼり、理不尽に耐え、叶うがままの快楽に身を落とす。全て意志であり、しかも生理や本能からは乖離した、視床下部の肉体統治とは別の動作として、大脳が身体に強要しているものなのである。人は古から、この強要を冷静に抑えて暮らしてきた。そのことこそが病気の予防と解っていたのである。だから大切な人へ「ご自愛を」と告げた。そうしなければせっかくの視床下部のマネージメントを、大脳の意志が乱してしまうからである。

肉体は大気に晒されていて、常に変化する気温や湿度に対応し続ける。大脳はそれとは関係なく、意志を持ち身勝手に肉体を動かす。肉体からの求心情報を視床下部は大脳に乱され、板挟みの中でマネージメントの改正を余儀なくされる。そうなったときに肉体への適切な血液供給と必要産熱の確保は、頭蓋骨内の血流と恒温の安定という第一条件の犠牲になるのである。しかし肉体状況を完全に無視して、血流と産熱は脳へと安定供給しているのかといえばそうでもない。

まずは体内の血液の総量は同じであること。そして心臓からの一拍動の吐出量も同じであること。肉体がその時に必要な最小限の血流は、その定量の中で確保しなければならない。そうすると状況によっては、第一条件であるはずの頭蓋骨内の血流と恒温の安定が、確保できないことになってしまう。

急激に寒かったり、もしくは激しい運動動作であったり。どうしても肉体に血流が必要なときに大脳の思考活動が加われば、大脳も視床下部も脊髄反射も、全身の血流分配に対してまるで足並みが揃わなくなってしまう。こんな大忙しの状況を作らないように生活する。そのことを「どうぞご自愛を」と言ったのである。

ストレスが病原と言われて久しい。血流分配に関わる3つの中枢の足並みのズレ。自律神経の伝令の混乱は、血流分配を乱し体温を不安定にして、各器官の動作機能を低下させる。肉体のパフォーマンスは落ちて疲労の回復も遅くなる。免疫機構も消化吸収も、そして次第に体力も落ちてくるのである。これらは全てストレス、3つの中枢の足並みのズレなのである。

そして脈診は、この経過が解るのである。

なぜならストレスのほとんどの原因が、肉体状況にそぐわない大脳の意思活動が原因だからである。つまりある程度活発な活動をしている肉体に、自らの思考に必要な酸素と栄養素を要求しながら、温度は要らないという命令を視床下部にするからなのである。

常に脳と体の板挟みな視床下部であるが、それでもその瞬間々々の最適解を打ち出しながら調節を図る。最適解とはいえど、基本は脳への血流重視がデフォルトである。だから脳への基準で見たときに、血液そのものが足りなくて栄養も酸素も温度も足りない場合。血流は届いて栄養と酸素は十分でも温度は過剰な場合。もしくは温度は充分であるが栄養素は足りない場合。このような内容を小刻みに行き来して、体内状況は危なげながらも成立しているのである。

そして基準は脳ということであるから、この様相は大動脈弓から上の血流に反映される。脳が血液を欲しがるとはいえ、吸い上げ効果を起こしている脳内の動脈は、視床下部が交感神経幹経由で操作したものである。反映された血流の様相は、流動を共にする腕の動脈にも影響するのである。

先に六祖脈について書いた。「浮」「沈」「遅」「数」「虚」「実」である。それぞれが動脈としての拍動幅と、そこに流れ込む血流量の不一致が招く様相である。腕の動脈も視床下部の操作下にあるが、血流のプライオリティに関しては脳の後になるため、肉体全体の状態によっては拍動幅と血流量の不一致が発生する。脳ほどの巨大血流消費地と血液を共にしている器官は腕以外にはない。そしてこの不一致があることこそ腕の動脈の特殊性であり、そのうちの最も観測しやすい場所が、診察者が扱いやすく、接触面が広く、皮膚から動脈までの厚みが薄い橈骨動脈拍動部となる。特に指を三本当てての伝統的な診察技法があるが、そのうちの真ん中の指が当たる箇所は、橈骨動脈が掌と手の甲へと別れる分岐なため、血液の流動に物的な干渉が生じる。さらにその後の手首側の動脈の太さは、その前の肘寄りの半分ほどのため、この指の当たる3箇所はそれぞれに特徴がある。手首から「寸口」「関上」「尺中」というが、基本は真ん中の「関上」の血管の分岐で、血流抵抗による強めの打ち方をする。その上で拍動幅と血流量の不一致は、この血管形状に影響して3箇所の強さを変化させる。このような複雑なプロセスを経て、脈状では人の「生きている」様子、つまり大脳の活動が全身の血流に影響するという、人間らしい不調への経過が伺えるのである。

全身の血流とは

仮に大脳の都合が身体に干渉しなかった場合、全身の血流とはどのような動きだろうか？

それは大動脈弓から下の血液の流れで、腕と頭以外のすべての動脈の動作をいう。そのことで逆に、脳からの全身血流の侵害とは何かと、考えることができる。

まずは人体が、血流を変化させて対応しなければならないものとして、大気からの干渉がある。大気の干渉とは、外環境の変化や移ろいである。気温、湿度、気圧。人体の反応を誘発する外力である。そのうちの気温と湿度は、体温に干渉する。そのうえで一口に体温と言うが、産熱と蓄熱と放熱の総合である。

寒ければ人体は体温を生む。恒温37度を下げないよう、深層筋群を収縮し血流を集めて体温の産熱となる。それでも寒さに対して足りなければ、皮膚の毛穴を収縮して放熱を防ぐ。毛穴の収縮とは、まずその毛穴からは体毛が伸びている。体毛は斜めに生えていて、倒れた側には毛根付近から表皮に向かって立毛筋が付く。その立毛筋が収縮することで体毛は直立し、斜めだったことで拡げられていた毛穴は直立によって縮まる。そのときに立毛筋収縮のための血流は残しつつ、皮膚への血液は外気温の干渉で温度が逃げないよう、皮下の動静脈分後によって流量は抑えられる。この抑えられた血流の血管は真皮層にあっても表皮に近く、立毛筋への動脈は真皮の底部に近い。皮下の血流の減少で真皮層の厚さは減り、表皮が締まって毛孔や汗孔が閉じて蓄熱となる。

暑ければ逆である。皮膚への血流は増え真皮層は厚くなり、毛孔や汗孔は開いて放熱となる。

しかし実際にはこの通りではない。それは大気には湿度が在るからである。

体温保持の安定要素に放熱があるが、湿度によってこの放熱が都合良くいかない。まず生理的な放熱とは、蒸散だからである。放熱とは恒温37度に対しての、産熱量の余剰の排出である。立毛筋は緩み、代わりに皮膚への血流は増えて、真皮層の厚みは増す。厚くなった真皮層は表皮を押し上げ体毛を横倒しにする。内から張られた表皮の汗孔と毛孔は広がって余剰熱は水分と共に蒸散され、あるいは蒸散量が多くなって汗となり放熱される。蒸散とは余剰温度を水分に乗せて大気に溶け込ませる働きであるが、湿度の高さはこの蒸散を阻害するのである。

蒸散の阻害。つまり、余った体温が体内に残った状態。これが蒸し暑さである。このときに蒸散するはずの水分は汗となる。体から外に向かって常に水分は蒸散されるが、ところがその蒸散は、大気中への溶け込みが間に合わない。間に合わないために液体化したものが汗である。そして汗は膜となって表皮を覆い、蒸散するはずだった汗は、さらに蒸散の阻害をする。だがその汗は拭き取ることで、拭き残した汗が気化して体の熱を奪い、生理的ではない人の手による放熱となる。

この生理的ではない放熱、気化への働きかけはもう1つある。風に当たる事である。風に当たることで全身を覆った汗の膜が一気に蒸発し、気化熱となって体温を奪うのである。

単に気温の変化だけであれば、筋肉の収縮弛緩と毛穴の開閉で良く、血流の配分も単調である。しかしそこに湿度という条件が加わることで、暑いのに蒸散が働かず、もしくは寒いのに蓄熱が働かないという動作矛盾が起こる。そうなると筋肉の収縮弛緩や毛穴の開閉は、小刻みに行き来する。

高温多湿、低温低湿、高温低湿、低温多湿。温度と湿度の組み合わせでこの4パターンがあり、それぞれに筋肉、皮膚、その血流と、小刻みに動作が変わる。さらに風に当たれば温度は奪われ、大気の環境が人体に干渉する条件は、より複雑になるのである。

そのうえで気圧が加わる。気圧はあらゆる方角から人体を加圧するが、その外圧を元にして血圧は作られている。血圧の必要性とは心臓から脳へと血液を上げることに尽きるが、がっちりと外部骨格で守られた脳は外圧の影響を受けにくく、逆に目一杯外圧を受けた内部骨格である首から下は、その脳への押し上げを補助するのである。

1気圧とは1㎠に1㎏の力がかかった状態、それは一人の体には20トンもの圧力がかかるものとなる。そしてこの気圧も変化をする。

気圧の単位になる1ヘクトパスカルは1㎡に100ニュートン、つまり約10

kg。人体の表面積が2㎡とすると、1ヘクトパスカルの気圧の変化は、大気からの圧力が20kg変わる。1気圧は1013ヘクトパスカルであるが、台風の中心では980ヘクトパスカルと33ヘクトパスカル下がり、それは圧力ではおよそ660kgもの減衰となる。これだけの差があったとしても、立位で脳に血液は届く。この圧力差を埋めるのが、深層筋と動脈の収縮である。全身の動脈管の自らの収縮と、その動脈への深層筋の収縮による加圧で、足りなくなった外気圧を補うのである。

温度や湿度、風からの干渉とは全く別に気圧からも、筋肉は弛緩や収縮を起こすのである。そして働きがあれば血流は変わる。全身では定量の血液が温度湿度気圧の干渉という、この複雑な動作状況に秒単位で適量配分されている。

人体はただ大気の中に佇むだけで、これだけの内部運動がある。この運動への司令は脳幹であるが、血流分配は基本的には交感神経幹の反射なのである。

そしてさらに筋収縮があればカロリーを消費し、熱量があれば水分は消失される。その補いとして飲食への欲求が起こる。欲求は大脳の働きであるが、飲んだり食べたりした物は首から下の活動となる。大気から干渉される動作の他に、飲食物への消化などの内臓活動も起こるのである。しかも飲食物は自動的に胃に入るわけではなく、食器を扱い口に運ぶ、咀嚼する、嚥下するといった食事の運動がある。これらも筋肉の動作であり血流の配当を必要とする。食事は落ち着いた環境の中での小さな運動だが、人の行動には厳しい大気の状況下で、競技や重労働という激しい運動の場合もある。そうなると心臓は速く拍動して、全身に血液を廻すことになるのである。

そしてこうしたあらゆる場面に、大脳の干渉は介在しているのである。

厳しい予定消化のための移動しながらの食事。山積する問題を抱えながらの屋外での重労働。集中できないまま強いられたディスクワーク。

肉体を環境に対応させせようとする脳幹と交感神経幹。それらの司令を従順にこなす器官と血流。しかし大気とは別の外界からの情報への処理。つまり社会性維持に対処する大脳からの運動司令。その司令によって全身生理のマネージメントの変更を秒単位で余儀なくされる脳幹。

この大脳の干渉によって発生した、大脳と脳幹と交感神経幹の歩調の乱れが、神経伝達や血流分配では不適合となってストレスとなり、器官に対してはその不適合さが供給不十分となって疲労となる。さらに肉体の動作不備は大脳が対処する情報を増やし、脳の発熱は増加してより肉体機能を低下させる。こういった状態は免疫機能の低下も含めて、ほとんどの病の遠因となる。少なくとも交感神経幹の血流分配の乱れを整えられたなら、一過性であってもある種の混乱状態からの解消が進む。その解消がきっかけになって病状改善も可能となる。

人類史において脈診と鍼治療は、この状態に貢献してきたといえるのである。

交感神経幹と動脈

人体の組織も人間社会の組織も、上層部の都合の尻拭いは末端の仕事である。

脳幹~視床~の全身生理の動作マネージメント。大脳の社会性の都合。折り合いのつかない動作司令を受けた、全身の各器官。そういった状況に生じる不具合への是正。それが交感神経幹~脊髄反射~によるもう1つの動作司令。動脈による血流の分配である。

交感神経幹は頭蓋骨底部から骨盤の内部にまで及ぶ。脊椎の上から下まで、その前面の肋骨や横突起の手前を左右2本、椎間孔の抹消神経の関所のように神経節として連なっている。自律神経ならば交感神経は副交感神経と拮抗的に対となる。しかし副交感神経幹というものはない。それは相互の性質によるものではあろう。ただ、交感神経だけでまかなえる器官がある。それが動脈である。動脈は拡張も収縮も交感神経の司令だけで行われる。そして定量の血液を、適材適所に合理的に分配しなければならない。血液の全身分配は、心臓にインテリジェンスなポンプ機能があるわけではない。全身の筋型動脈の毛細管の1つにまで、交感神経によってコントロールされたうえでの動作である。

つまりこの全身の、細毛管に至る筋型動脈の全てを、その時の肉体の在り方に応じて総括しているのが交感神経幹なのである。それは脳内の動脈にも同様である。だから交感神経幹の上部は頭蓋骨に入り込んでいる。そして脳内動脈をコントロールする交感神経ですら脳幹から直接には頭蓋骨内に広がらず、脊髄を回ってからわざわざ交感神経幹を経由して再度頭蓋骨内に戻るのも、動脈である以上は交感神経幹の統括があるからである。

これで総血液量のコントロールが、交感神経幹のワンオペで行える。その上で脳が優先なわけだから、まずは血流は脳へ行き、その残りが身体へ廻るという分配が一系統で成立する。そうした状況があって、身体の分け前はより詳細に分流できるのである。

自律神経は全身の各器官に操作司令を伝える。司令の発祥元は脳幹の各中枢であり、その司令を細分割して細胞の1つにまで届くけているのが脊髄〜交感神経幹〜なのである。この分割司令を交感神経幹は反射によって、全筋型動脈のコントロールをしているのである。

この動脈コントロールというものは、操作司令を受ける器官のためにある。秒刻みで変化する動作の量とその箇所に、率先して動脈血を届ける。それが交感神経幹のメインワークではないかと思われる。そうした動脈血の分配下とは別に、大脳は干渉してくるのである。

大気の状況や飲食の消化吸収の現状において、脳幹や脊髄反射の司令の真っ只中で大脳は必要血液量を奪う。大脳と視床と脊髄反射の歩調の乱れ。つまり必要分の動脈血が、ストレスで各器官に届かない。そのことで細胞の破損や疲労物の堆積が生じる。頻度が重なれば細胞の異形も起こる。こういった破損や堆積や異形化が化学反応として観測される。それが病理数値である。

科学はエビデンスの名の下に、この化学反応への中和を病理解消とした。

伝統医学と現代医学の違いがここに有るのである。

人体が病む、その主たる遠因が、大脳と視床と脊髄反射の歩調の乱れである。

この乱れがなければ、人はそうは病むことはない。特に大脳と視床での血流の奪い合いは明白である。人体もいまだ赤道直下に居たならば、視床の血流マネージメントで問題ない暮らしができていた。それが適合というものである。しかし温帯での気候の変化によって恒温維持が繁雑化し、その繁雑化を抑えて行くためにと文明が起こった。しかし文明は発展と維持への労務が常であり、大脳の働きは、視床のマネージメントを脅かす存在となった。

それでもその乱れと繁雑の中で、ただただ必要に準じて交感神経幹は血流を分配し続けているのである。けれども体内全体の血液は定量である。心臓の脈拍数が上がらなければ、単位時間あたりの血流量を増やしての、各機関への適量の分配はできない。うまく適切なタイミングで心臓の拍動が変わればいいのだが、各器官の働きの内容に間に合わず、足らずに虚血損傷となり、遅れてやってきた血流で炎症となったりする。つまりこう言った中枢の都合で生じた司令の乱れが、各器官の実動作や供給血流の過不足を起こして、病理数値という診断要因が作られるのである。

現代医学がやってきたエビデンスの下の科学的対応とは、乱れで生じた末端の化学反応を中和するという措置である。つまり反応を出した状況はそのままで、化学検査という把握できた範囲内での平静化なのである。

それに対しての伝統医学であるが、しかし乱れた状況を整えることができるわけではない。乱れの煽りを受けて混乱している交感神経幹の血流分配を、睡眠時のような状態に一旦リセットさせるのが、施術の目的といえる。そうすることでそれまでのストレスからの影響を減らし、これから起こるであろうストレス的混乱も最小限にという状態となる。そう言った「とりあえずリセット」という治療対処の蓄積が、乱れで生じた病症を治癒へと向かわせて行くのである。

この煽りを受けたための混乱を、もし1つの薬で対処できたなら、それはかなり広い範囲での病状への治癒薬となり、さらには予防薬にもなりうる。

脊髄神経のうち遠心性は、前索前根を通じて交感神経の司令線として交感神経幹へと入る。このとき同じルートの体性運動神経は交感神経幹には入らず、脊髄神経の前枝と後枝に向かい体幹内に分布する。また交感神経幹内部から起こる交感神経節後繊維も体性運動神経と同じルートをたどって全身分布となる。

求心性の感覚神経は脊髄神経節へと集まって、後根後索を通じて中枢へと向かう。ただし感覚神経の一部は交感神経節へと集まるものがあり、しかし交感神経幹の内部には行かずに脊髄神経節へと向かって、後根に入り後索から中枢へと向かう。この交感神経節や脊髄神経節、またその間の白や灰色の交通枝のいずれかで、神経伝達の際の混乱があると考えられる。またわずかばかりの交感神経節へと入る求心性神経に、鍼施術の刺激信号が乗ることも考えられる。神経走行とはすっぱりときれいに分解できるものではないが、各椎骨間の神経節に何かの作用が与えられれば、交感神経の仕組みを利用したなんでも薬が製造できても、なんら不思議ではない構造になっていると考えているのである。脈診と鍼治療が数千年続いた背景には、これくらいの療法が埋蔵されていてもおかしくはない。

鍼治療は交感神経節へと入る求心性神経を通じて、経験的な法則で治療をするが、神経の伝達様相を把握して論理化できれば、古典の知恵が新しい医学の扉を開けるエビデンスと成りうるのである。

大気の干渉と末端血流・動静脈吻合

人体には大気と触れている箇所がある。器官でいえば皮膚であり、場所であれば表面である。その大気に触れている範囲を表面積という。人体の形状がただの円柱、筒型であれば全身が均一に大気の干渉を受ける。しかし真ん中に太くて短い体幹があって、その体幹に細くて長い腕と脚が付き、上には球体の頭が付く。人の身体は筒型で構成されているが、その形状は単調ではない。

大気の干渉要素のうち、外力となるのが気温と気圧である。

頭は球体なため、この外力は全方位から相殺仕合って、干渉量は緩和化される。温度もムラなく受けるために、恒温維持の内部操作が簡易で済む。

体幹には太さがあり、胸部には肋骨もあって温度の保持はしやすい。脳に次いで温度環境が重要である内臓は、全て体幹に収まっている。しかし脳はその時の外部環境と、思考や感情などの大脳の活動状況によっては、体幹から上がってくる血液に温度変化の要求をする。

そして体幹はその要求に応えるのだが、応える内容は背部の筋肉や皮膚による、産熱や蓄熱や放熱である。そのほかに消化管や心臓や肺などの運動や、肝臓や腎臓などの活動の熱も加わる。体幹は基本的に産熱には積極的な機構であるが、しかし冷却面が弱い。

そこで腕と脚である。

体幹に比べて細い四肢だが、細いことで外力からの干渉量が増える。それは体積に対しての表面積の比率が高いからで、例えば円柱の直径が1／3になると体積は1／9になるが、表面積は約1／4に留まる。そのため保温力が減って放熱や吸熱は増える。同一温度下では体幹も四肢も変わらないが、風に当たったり冷気に触れたりでは温度の差が発生する。当然、気圧がかかる表面積に対しても、それを受け止める体積の容量は少ない。そして腕と脚の先には、さらに細い指がある。寒さで

指先が冷えるのは、表面積が物体としての容積より広いためである。

だから腕や脚は、体温を外へと逃す主要器官といえ、特に先へ行くほど、その機能性は高まる。また骨格運動の、スポーツや作業などの活動の、主要器官でもある。暮らしを営むうえでの動作で常に発熱し、外気の干渉を受けやすい四肢ではあるが、自らの筋肉の働きの安定は自らの発熱で支える。だから動かしていなければ、冷えていってしまう。

また気圧からの影響も大きい。受圧面積が広くその圧力を受け留める容積が小さければ、気圧の高低差は腕と脚の血流に大きく作用する。高気圧であれば腕や脚の血流は圧迫されて、腕からは脳に脚からは体幹に血液は廻る。低気圧であれば押されない分だけ、腕や脚の血流は増えて脳や体幹は減る。しかしこの影響が

そのままでは、脳が困ってしまう。脳は外気圧の変化など関係なしに、常にその時その時の、脳自身の活動に必要な血液の量と温度を求める。気圧が下がっているからという言い訳を、脳は脳幹にさせないのである。なので脳が求める血液を確保するために、脳幹は全身に司令し交感神経幹は対処する。背中や腰や大腿部の動脈管を収縮させ、さらにこの箇所の深部筋肉も収縮させて動脈を圧迫して、低気圧になった分の圧力を確保して、血液を脳へと追い上げるのである。

けれども腕や脚の血流を変えさせる働きは、この圧迫法だけではない。

実は腕や脚は、動脈血の流れそのものを変える構造を持っている。

動静脈吻合という。

動静脈吻合そのものは全身にある。基本的には体温調節の器官である。

特に体表を覆う皮膚の下にあって、真皮層へと向かう終末動脈の手前で静脈官とのバイパスルートを形成し、体表付近からの温度干渉をコントロールする働きがある。細動脈と細静脈は、最後には先細りした終末を持って、その走行の最先端としている。この最先端までに血液が行かないようにする機構が、動静脈吻合というバイパスルートなのである。温度調節の都合でこのバイパスルートの管が、広がったり閉じたりして血流を変える。

この皮下にある動静脈吻合は顕微鏡で見るほどの小さいものであるが、同じ機構で目視できる大きさのものが、掌と足の甲の中にある。これらは指先へと向かう、もしくは指先から戻る血流を、全身の血液分配の都合に応じてダイナミックに調節している。実際には毛細血管よりも太い管が、動脈と静脈をつなげる。略式解剖図のようなイラストでは概念的に一本で書かれているが、何本もの管によっての機構となる。手では深掌動脈弓や浅掌動脈弓、足では深浅の足底動脈弓のループの内側にあって、指先に向かう血流に調節を加えるのである。

ところで腕は脳と血流を共にするが、腕の筋肉では足ほどの締め付け能力がない。脳の要求に応じてこの動静脈吻合を開いて指への血流を制限して、脳への血流を確保するのである。末端冷え性の人が寒くもないのに手が冷えるのは、低気圧が影響している場合もある。当然、寒くても動静脈吻合は開く。その場合の指先は氷のように冷たい。

同様の働きは足にもあって、低温や低気圧で指先が冷える。ただ常に体重を支える脚は最小限の筋動作がある。歩行や走行があれば発熱もあり、その排熱として指への血流を利用する調節もしている。

こういった動静脈吻合の動きもまた、脳幹の司令と交感神経幹の総括の支配下にある。特に掌の動静脈吻合は脳に対して直接的である。脳が血液に向けた量や温度の要求に、微細な調節で応答する。リラックスやボンヤリした状態で腕を挙上すると指先は暖かいままで、緊張や興奮時にあげると冷たくなる。脳への血流量と動静脈吻合の開閉の関係が観察できたものといえる。

対して足の動静脈吻合は間接的と言える。体幹の内臓の都合も反映されるからである。脚から戻ってきた静脈血の温度は、内臓や骨格の運動内容に応じて動静脈吻合の開閉で、変わるのである。実際には腕の静脈温度も同様である。血流量は脳に対して直接だが、腕によって冷やされた温度は静脈血に乗り、一度体幹に戻ってから脳からの要求の応答に参加することとなる。

ただし手も足も、どちらの動静脈吻合も、基本的には外気温への対応がデフォルトである。つまり皮膚からの温冷感覚を脊髄や交感神経幹が受け、そこからの反射弓によって開閉動作が起きているのである。こういった動きもまた、橈骨動脈拍動部に脈状となって現れる。橈骨動脈が関上部で分岐した先では、浅掌動脈が浅掌動脈弓というループを描いて、ループの外周から各指先へと動脈をさらに分岐させる。その内側にバイパスルートとして動静脈吻合の血管網がある。この血管網の微細な開閉が橈骨動脈内部の血流の動向を変えて、脈診の観察材料の1つとなるのである。そしてそれは皮膚の温度感覚が反映したものともいえる。

ここまでで1章の体温、2章の動脈と続いた。次の3章では皮膚と全身について考えを進めて行く。

3章　大気と人体の区切り・皮膚

生きることと生きていることの表れ

鍼の古典医学書「難経」の第13編、十三難には「脉數・尺之皮膚亦數」とあり、數＝数であるが、脉＝脈と尺之皮膚は同じ反応をするとある。數が急、緩、濇、滑と変わり全部で5例の記載となっている。尺とは腕のうちの前腕の内側、肘の内側から手首までのあまり日焼けをしない面の皮膚をいっている。東洋医学では脈診はポピュラーになったが、実はその対として尺膚診がある。脈は体内の動きを外に表し、対して尺膚は外から受けた反応の様子を表して、陰陽のカップリングとなっている。そして双方の合致を持って健全としている。

全身は大気の温度や圧力を均一に受ける。そのうえで触診行為が容易ながら、「大気の要素にはさらされにくい箇所」＝「前腕内側の皮膚」＝「尺膚」

それが尺膚診である。

この尺膚という箇所は、橈骨動脈拍動部に順ずる生理機構として、体内情報の取得が可能となる。

そこで器官としての皮膚の持つ役割だが、そのメインワークはこの3章の表題でもある「大気と人体の区切り」である。皮膚に包まれた内部で「ホメオスタシス」が遂行される。この皮膚の、もっと厳密にいえば表皮層が境となって、大自然のマクロコスモスと人体のミクロコスモスが区分されている。人体は大自然の循環に従いながら、それでいて体内は逆の反応でホメオスタシスを保つ。天地と人を明確に隔てるのが、この皮膚なのである。そして外からの情報を取り入れながら、その情報で恒常性を維持している内部活動の様相を、ディスプレイするのも皮膚なのである。

ではは皮膚はどんな情報を取り入れるのか？

〜まずは温度である〜

体表が受けた温度を中枢へと送り、その温度によって産熱温度が決定される。そのとき寒過ぎて産熱が間に合わなければ、毛穴は閉じて産熱を蓄熱する。逆に基礎代謝の熱量でも間に合うような暑さなら、毛穴は開いて放熱し、さらには発汗もする。毛穴の開閉や発汗という現れが、内部活動のディスプレイなのである。

〜もう1つが気圧である〜

皮膚の気圧の感受というものは、全身の血流状態に関与している。とにかく血流の優先は脳であるが、その脳と血流を共有する腕にどれくらいの気圧がかかるかで、全身の動脈の拡張や収縮の度合いが決定される。高気圧ならば全身を含めた腕への圧迫が増え、その増えた圧迫で血管は押されて収縮し、そして押された分だけ脳へと回る血流は増加する。脳幹は脳に来る血流の余剰量の調整で、全身の動脈を拡張させ深部筋を弛緩させて、必要分の調達をする。逆に低気圧であれば動脈も深部筋も収縮だが、この場合はエネルギーを使うため疲労が起こり体調不良も起こしやすい。もし体調不良を感じたなら立位で背筋を伸ばし、踵と臀部と背部と後頭部を壁に着ける。そして腕を一分ほど頭上に挙げていると不調感が減る。低気圧時では脳への血流が不足がちだが、この腕を挙げる動作で腕の血流が脳へと回る。そうすることで体の整調が認識できて、腕と脳と血流と気圧の関係性が確認できるのである。

大気からの気温や気圧の干渉は、当然だが同時に全身へと影響する。全身にかかる干渉量は同じだが、ただし頭部と四肢と体幹では形状が違うため、干渉の受け止め方が変わる。四肢は体幹に比べて細長く、体積に対しての表面積が大きい。つまり外からの干渉量に対して、各部では受け止めてからの影響量が変わるのである。

そのうえでまず皮膚が受けた情報に対して、大まかな体の対応を要約すると、高気圧と高気温の場合では機能が下がり、低気圧と低気温では上がる。対処として筋肉の産熱量や毛穴の開閉量が変わるのである。それを踏まえて脳へと届く流量や温度を適応させる。人体はこれらの処置を、生きている間じゅう続けている。つまり生きているという状態の、基礎の中の基礎の動作なのである。

自律神経という働きのほとんどは、皮膚の感受と動脈の拡張収縮を通じて、大気の要素への変化対応に追われている。秒単位で変化するその対応への動作司令は、ほとんどが脊髄と交感神経幹の反射動作となる。これだけでいいのなら恒温性の植物だが、人体は飲食し運動し思考する。そのうえでの大気干渉のみへの反射弓、この「生の基本」を営む機構は、中枢とは独立して確実に存在している。その存在があるがこそ、先の2章で紹介した難経八難の「寸口の脈が平にして死する」である。つまり脳幹の司令はなくても、動脈は大気の干渉に順応した働きを見せるということである。そうなると末梢神経の反射動作というものは、思考や飲食や運動を無視した方が、円滑な働きができるということになるのである。

1800年前の書物が、末梢神経反射だけの生理動作の可能性を、体外観察のみで見つけ出していた。その反射動作は体外対応であった。大気の変化を皮膚が受け、その情報を交感神経幹や脊髄に伝え、対応するために自律神経が皮膚や筋肉に伝令する。人体にとっては当然、中枢司令の途絶えた末梢神経の反射のみなどは、まともなことではない。おそらく死期を察した寝たきりの患者でありながら、診察結果がまともであることの不思議さに、答えたものが八難と思われる。

皮膚が何をするのか。皮膚は何をさせられているのか。これが「生きることと生きていることの表れ」である。我々の皮膚は今こうしている間でも、大気からの変化情報を受け、それを中枢へと送り、帰ってきた司令によって変化情報への対応の最前線をこなしている。暑ければ毛穴を開き、その毛穴からは蒸散と共に余剰体温は放熱され、恒温の維持と喉の渇きを作り上げる。蒸散の水分は大気中へと溶け込みながら、同時に表皮を潤している。この潤いが皮膚のキメとなり、体内の健全さをディスプレイさせているのである。

寒さで毛穴を閉じた場合、閉じなければならない蓄熱の背景として、筋肉による産熱がある。人間は熱帯で進化した生き物であるので、例えばシロクマの様に極北で海水に浸かることはできない。おそらく剥き身のままで対応できる温度は25度くらいなのである。そのため温帯のユーラシア大陸に来た頃には、火や住居や衣類を手に入れていた。熱帯と温帯の違い。生物としての不適合な要素を、人類は文明で埋めた。だから寒さについてはこの文明の加護の中にある。しかし生理としての対応は行われている。それが筋肉の発熱と毛穴を閉じた蓄熱である。急な寒さ、微妙な温度変化。火や住居や衣類での防寒は素晴らしいが、そうはいっても大雑把なもので、文明での防寒の中の小刻みな対応は、結局は人体生理が受け持っている。熱帯生物のはずだった人類は、文明の力と自らの生理機能で寒さを受け止めた。寒ければ筋肉は働く。そして毛穴は固く閉じ、表皮は硬く締まる。締まった表皮は艶となって、寒さへの健全な対応としてディスプレイされるのである。そしてその健全さには、暑さでの喉の渇き、寒さでの空腹感も含まれている。

大気の中の人

水槽の中の金魚の健康状態は、水槽の水によって影響される。綺麗に澄み切っているようで、酸素とある種の有機物が溶け込んでいて、適度な温度が条件となる。放っておけば静止したままの水槽の水だが、モーターで循環させることで汚れをろ過して温度を保ち、そして酸素をブクブクと付け足して金魚の健全さを保っているのである。

その水槽の水が人にとっては大気なのである。大気の適性条件が保てなければ、人にとっては大いに健康を害すものとなる。

人体の生理活動は、単体で完結しているものではない。大気の三要素である外環境と呼応して、その瞬間々々の体内状況を決定しながら、綿々とそのたび毎の生理活動が人体を支えている。その呼応の入り口が皮膚なのである。

皮膚の入り口から何が入ってくるのかといえば、それは温度と湿度と気圧という情報である。つまり大気の条件を保つ三要素であるが、人は恒温動物だから特に外気温が重要である。そのために先の「冴え」との共生1でも再三語ってきたし、この本に入ってからも語るものとなった。ただそういった中で、生理活動に最も影響するのは気圧なのである。

人は空気の底で生きている。空気があって地上ともいえる。大気層は百キロメートルの上空まで届き、そこから先の真空は宇宙である。この百キロメートルの厚さの気体が、地球の引力で地面に張り付いている。引力がかかれば重量となる。つまり空気の重さが地上の生き物にのし掛かる。それが気圧なのである。

この圧力とは、どれほどのものか。

重さ、押す力、力がかかる面積や時間。実は一言に圧力というが、その力の状態を表すには様々な条件が必要となる。単位も馴染みのキログラムのほかに、ニュートン、パスカル、バールやトル、標準大気圧や工学気圧などがあり、力の内容を把握する目的に応じている。

まずはこの場合、体にかかる空気の重さが知りたい。そこで標準大気圧というものがあるので用いる。標準大気圧とは標高0mの平均圧力で、単位は atm。1気圧は 1atm=1013hPa(ヘクトパスカル)となる。ヘクトパスカルという言葉は天気予報でよく聞くが、hのヘクトは大気圧専用の位取りで、パスカルの表記を百分の一にさせる。つまり、101300Pa =1013hPa。

そして標高0mの平均圧力の1気圧の時に、水の沸点は百℃となる。水は下に向かって流れるため、一番上が水面となる。この水面にのしかかる気圧によって沸点は変わる。

ではこの圧力とはどれくらいなのか？

1気圧が 1013 ヘクトパスカル。

hの位取りをはずして 101300Pa(パスカル)。

パスカルは㎡あたりのN(ニュートン)で、そのまま 101300N／㎡。1kg=9.8Nなので、つまり1㎡では約10トンの重さがかかっている。よって人の体表面積が2㎡ならば、人ひとりには常に20トンの圧力がかかっているのである。

そうしたうえで生体は、この圧力を体内生理に活用している。というより気圧があるという前提で、生理が活動するように出来上がっている。気圧とはこの地球上に生き物が出現する何億年も前からあったもので、つまり進化を支える環境の1つとして、気圧は地上の全生物を包み込んできたのである。

そして体内にはこの気圧に押しつぶされないよう、内から押し返す圧力がある。その拮抗で生体は成立している。その主だった内なる圧力が血圧である。血圧は全身に血液を送り届ける圧力である。その「全身に血液を送り届ける」ために血圧は、2つの力によって成り立っている。

1つが全身を締め付ける外圧、つまりそれが気圧である。締め付ける圧力があれば、血行を阻害してしまうのではと思える。だが例えばホースで水を撒くのに、ホースの先端を押さえて狭くすることで、水は遠くへと届く。全身を締め付けた圧力は動脈管も細くするので、血液がより心臓から離れた所へと、特に上方へと届くという作用になる。

もう1つがこの外気からの圧力を分け入って血管の中を通過する、血液の流動圧である。この血液の流動圧とは、まずは心臓の拍動による吐出圧である。心臓が収縮することでの大動脈弓へと吐き出される、動脈血の流れの圧力がこれである。しかし実際にはこれだけではない。心臓の吐出圧だけでは、直上の大脳を含めた全身の毛細管の隅々に行き渡らないのである。そこでさらに流動圧への付け足しを図るのが、動脈管そのものの自律拍動である。

動脈管は1気圧のときに、その圧力から適度な細さに縮められていると考えられる。これが先で書いた「圧力を体内生理に活用している」である。動脈はこの気圧による適切な収縮状態に置かれ、そのうえで自律拍動で血液の流動圧を作り上げて全身の隅々に届ける。つまり生理活動に最も影響するのは気圧なのである。

そしてさらに気圧も、温度と同じように一定ではない。

1気圧を境に、これよりも高ければ高気圧、低ければ低気圧なのである。

1気圧＝1013hPa＝101300Pa＝101300N/m2

1hPa=100Pa=100N/m2=10.2kg/m2

人の体表面積が2㎡として、1ヘクトパスカルの変化では、20kgの増減となるのである。仮に台風がきてその時の気圧が980hPaであるなら、人にかかる気圧は1013−980＝33　33×20Kg＝660kg

660kgもの重さが減るのである。この減圧分を体内で作ることによって血圧を同じにし、全身に隈なく行き渡る血流を確保するのである。

減圧分を作る体内の箇所は骨格筋の深部であったり、動脈の拍動しながらの収縮である。つまり筋収縮があるため、低気圧時ではエネルギーを消費することとなる。筋収縮とは運動であるから、生体は必ず疲労する。しかし全身に巡る血流の確保。それも上方に位置する脳への減少を食い止めるのは必須である。そのためにはエネルギーを消費し疲労を招いても、血圧を一定に保つのが必要となる。

逆に高い場合はどうか。

高気圧といってもせいぜい＋10hPa程度で、つまり200kgの加算である。基本的には筋の弛緩で対応できるものと考えられる。1気圧であっても多少の圧力は体内で作ったものを足して調節幅を確保している。ある程度の高気圧であれば、その調節の作用も要らないほど筋は弛緩することとなり、エネルギー消費は極力抑えられて、高気圧時の体が軽く伸びやかな気分となる。

ただ重要なことは脳と血圧の関係なのである。急な気圧の低下時に体内圧力が間に合わず脳が虚血になったり、逆に急な高気圧では血液が上がりすぎて脳卒中のリスクとなる。生体はこれらを防ぐのに、皮膚の感知機能が微細な圧力の変化を拾い上げる。その情報を即座に脳幹へと伝え、自律神経は動脈や深層筋を動かすのである。

外気圧と体表

大気は人の全身に、均一な圧力をかける。その圧力は皮膚にかかる。そして圧力は皮膚を通過して、さらに奥の組織へと届く。そのときに圧力は、必ずしも皮膚と同じようには組織に干渉しない。なぜなら体は、部位によって形が違うからである。頭は球体であり、それ以外の箇所は筒状である。それ以外の箇所とは身体であるが、胴体と腕と脚と指では同じ筒状であっても太さや長さが違う。他に掌や足底などは板状に近い。この形状の違いだけでも内部組織には、圧力からの影響が違ってくる。
このことは先の、2章の「大気の干渉と末端血流・動静脈吻合」で一度触れた。
同じ長さの筒状であったとしても、太さが変われば表面積と体積の比率が変わるのである。
例えば直径2センチ、長さ20センチの筒の場合、
表面積　1×1×3.14×2＋2×3.14×20＝131.88
体積　1×1×3.14×20=62.8
表面積：体積　2.1：1

直径が4センチなら
表面積　2×2×3.14×2＋4×3.14×20＝276.32
体積　2×2×3.14×20=251.2
表面積：体積　1.1：1

直径が6センチなら
表面積　3×3×3.14×2＋6×3.14×20＝433.32
体積　3×3×3.14×20=565.2
表面積：体積　0.76：1

直径が大きくなるほど、体積に対しての表面積が小さくなる。つまり指より腕や脚、腕や脚より体幹と、太くなるだけ表面積の比率は、小さくなって行くのである。

表面積とは皮膚の面積である。体積に対して表面積が大きいということは、それだけ外気からの影響量が多いということである。表面積が皮膚、体積がその中身とした場合、外から温めれば温まりやすく、温度が下がれば冷える。逆に人体のような発熱体ならば、中身である体積側は温度が上がれば発熱量を下げ、下げれば上げる。

しかし直径が小さければ体積もより小さくなる。そして体積が小さいということは発熱させる筋肉の量が少ないということで、外気の干渉に対しての対応能力も小さくなってしまう。さらに一番直径の小さい指は末端なため、より外気の影響は受けやすい。

つまり指ほど温まりにくく冷えやすく、体幹ほど温まりやすく冷えにくい。受ける干渉は全身が均一であっても、部位によって影響が違うのである。

これは外気温だけではなく、気圧でも同じことが言える。

直径の細い指であれば、その体積に対して圧力を受ける面積は広い。多い受圧面からの力を小さい体積が受け止める。そしてそこは末端であり、腕や脚へと続く。腕や脚は指よりも太く、それがより太くなりながら体幹へとつながる。加圧の比率では指先が最も強く、太さが増すごとに弱くなる。つまり人体は、外気圧が指先から体幹に向かって絞り込むように、圧力を受けているのである。

この絞り込む形で利用された外気圧は、何に作用するのか?

先の項でもいった通りであるが、血流である。

気圧が高いほど動脈血は四肢へと流れにくく、静脈血は体幹へと戻りやすい。そして結果的に体幹へと戻り込まされた血液は体内圧力を高め、心臓は脳へと上げやすくなるのである。

圧力の流れの概略として単純化したベクトルで考えると、脚は指先から足、足首から下腿へと向かい、膝関節を抜けて大腿から体幹に入る。体幹も肋骨のある胸部より腹部の方が外圧を受けるので、腹部の圧から胸部の心臓に到着する。

腕も同様に指先から掌を通って手首を抜け、前腕、肘、上腕と進み、そして直接胸に流入する。脚と腕からの外圧をまとった静脈血は心臓に入り、そして心臓から動脈血として大動脈弓に吐出され、頭部へと昇る血流の圧の補助となるのである。

また高気圧によって四肢への流れ込みが減った血流には、もう1つのメリットがある。放熱量の減少である。

四肢へと流れ出た動脈血は、表面積の大きさと発熱量の小ささから、温度が外気によって奪われてしまう。そして温度の奪われた血液が体幹に戻れば、再度加熱して恒温の維持を図らなければならない。だが気圧の高さで四肢への流出が抑えられたことで、再加熱が減らせるのである。

さて気圧がなぜ高くなるのかといえば、それは気温が下がるからである。空気は温度が下がることで収縮し、密度が高くなる。それはその空気が乗る地表の面積あたりでは重くなることであり、その重さが気圧を高めることとなる。要するに寒ければ高気圧となるから、冬は高気圧の日が続く。

空気は冷やされることで収縮して重くなり、その重くなったことで高まった気圧は四肢を指先から体幹へと、絞り込むように加圧する。つまり都合が良いことに、気温の低下で高まった気圧の圧迫で四肢への血流は減り、よって血液は低い外気温に晒されにくくなる。これは原生動物からの進化が作った、環境と生理の1つの関係性といえるのである。

ただいつでも気圧と気温は、その時々の生理状態に適切というわけではない。そのために皮膚は、この環境と生理が適合している程度を、最前線で監視しているのである。

皮膚は温度と触圧を感じ取る。その感受機能は手を伸ばしたものへの知覚だけでなく、常に全身の表面に触れ続けている大気にも同様である。だが温度は自覚しやすいが、圧力というのは解りにくい。そして気圧の変化は大いに人体に影響し、その対応が迫られる。この気圧というのを人は知覚しなくても、情報として脳幹が取り扱うことが重要なのである。そのうえで温度への自覚は必要である。気温の変化を認識すれば、衣類や冷暖房で対処できるからである。

しかし気圧への変化は、わかったところで無策である。エアコンで温度を変えれば、その部屋の中の気圧は多少は変化する。しかし建物を包む地球規模の圧力の影響は大きい。つまり建物そのものも圧力を受け、その力は戸口の隙間などから内部にも伝わるために、結局は大気圧の影響からは逃れられないのである。

そうしたところでの「寒ければ気圧が上がり、四肢の血流は減って体温干渉が抑えられる」である。この生理と環境の関係性において、1つ落ち度を挙げるとすれば、人は寒ければ暖かくしてしまうということである。

生理と環境の関係性は進化で身に付けたものである。場所はアフリカであり状態はむき身であった。裸で対応できるのが適合の地である。ところが人類の生息域は適応手段を身につけたことで、四季のあるユーラシア大陸へと拡がった。つまり寒くても火を炊き衣類を身に着け高カロリーなものを食べることで、どんな場所の暮らしでも可能になった。かなりの上下の温度差にも対応できるが、しかしこれらは手段であり、それは人の意思が介入しての動作である。つまり状況に対して調節が必要なものであり、その手段の調節が適度かどうかが、対応できているかどうかの大きな要素となる。

生理と環境の関係性は体内が自動的に行う。皮膚が監視し、その情報を脳幹が受け取って対応している。しかし不適合地では環境変化が生理の可動範囲を超える。その超えた分を補うのが適応手段である。だが人が意図とするものは5を超えたので、5で調整しましょうとはならない。温め過ぎたり美味しいので食べ過ぎたりと、適切とは言えない調節をしてしまう。この人の行動からの不適切が、そもそもの人類の病気の始まりなのである。

生理と文明の境

この「冴えとの共生」という本を書くにあたり、大きい意味で目指したものがある。それは東洋医学を起点にした、もっと広い形での生理学である。東洋医学起点ということで陰陽五行論が発祥ではあるが、科学ベースでの教育を受けた現代人がこの生理学によって、もっと人体を生活実用の面で、理解できることが目標である。その中核が「天地人」という環境変化と人体生理の相対認識であった。

この「天地人」から転用した生理学の基礎定義は、

「人間は大気の底に生きる反応体である。」

「人体は脳の存続を中心に身体動作が在る。」
である。
東西医学の融合とはいうが、用語や方法論のゴチャ混ぜと化して久しい。その
ため両医学の本質点の共通性は何かとした時に、環境と生理を寄せ合わせ、この
定義に行き着いた。
そしてこの生理学には、多くの人に認識していて欲しいと思うことを定義の基
盤に据えた。それは「人体は絶対ではない」である。
そうなると逆にいえばいま現在、世の中が認識している「人体の絶対」とはど
んなことか。
例えば同じ環境下で三割の感染患者が居たとする。残りの七割は未症状未感染。
現代医学ではこの三割の感染者に対処して、治療や拡大防止を促す。しかし感染
した三割としなかった七割の、双方の違いが何かについての認識は薄く、現代医
療では感染した三割だけが扱われる。それについては発病とは原因物質の体内侵

入による感染という法則がまずはある。

つまり○○ウイルスとはこうですよという絶対。もしくはそれに感染したら人の体はこうですよという絶対。

しかし体内には免疫という防疫システムが、生理学として論理体系化されている。だがせっかくのこの機構も動作が不安定なために、ワクチンへの治効理論としてでしか認識されない。すでに随分前からで医療だけとは言わないが、世の中全体がまわりくどいものを嫌う風潮となった。そして特に緊急性と大量のさばきが常である病院では、スピードと的確さが重要となる。そのため現場では病状推察の情報を極力排除して、より集約された現状点のみに対処する。医療従事側の都合と方法論がそのまま患者への対応であり、さらには世の中の医療への認識なのである。そのことを「人体の絶対」であるとして、とにかく単純な因果関係と短絡的な処置方法の選択が優位となる。

でもそれは、現代医療が社会から、命の救済を担っているからである。

それに対して伝統療法は、パーソナルな健康維持が目的となる。つまり病体以前のその個体に対して、多角的な推察が必要となる。

その多角的な推察から「なぜ七割もの非感染者がいるのか」もしくは「なぜ三割が感染したのか」を考える。

感染の有無は個々の「免疫機構の働き方の違い」だが、ではなぜ人それぞれには免疫機構の働き方に違いがあるのか?

それはウイルスの感染に対して人それぞれには、もしくはその時々では「体調の違い」があるからである。

その「体調の違い」とはなんなのか?それは体内動作の不安定=なんらかの原因での自律神経の乱れであり、その「自律神経の乱れ」とはどんなものか、そして「なんらかの原因」は何であるのか、である。

原因や乱れとは前項にあった「進化が作った環境と生理の1つの関係性」に元

付くものである。生体が置かれた状況とその生体の体内動作の機能が、無理なく対応していれば生理が環境に適応している、もしくは適切な状態である。

しかし環境と生理の関係性がガタ付く。「環境と生理の関係性」は進化によって作られたものだが、この関係性が順当に働くのは進化をしていた環境下での話である。つまり人間でいえばアフリカの赤道付近だが、今や世界に広まったほとんどの人類が、進化の環境下ではない地域で暮らしている。

それには環境の状況に、人体の生理が対応しきれないという可能性が出てくる。つまり現状の温帯域での健康保持には環境と生理への相互認識、相対という考えで対応しなければ、健やかさを全うできない。その相対での対応の中に、火や衣類や食べ物などの手段があった。

環境の変化と自分の身体。暑い寒いはどうなのかを常に念頭に入れて、生理が対応できない範囲に自覚的な手段の選択をして補った。

この手段の選択とは何なのか？

環境の変化が人体の対応範囲を超えた状態への補助。

その過大過小の変化を火や衣類を使って、過ぎたるはマイナスに不足にはプラスにして、環境からの干渉量を生理の対応できる範囲内に整える作業をしてきたといえる。

ところがその干渉は必ずしも選択した手段で、うまく調整されるわけではない。まずは人為的なものだから、人には判断を誤る可能性がある。火であれば燃やし過ぎたり、あるいは燃料の都合で充分に燃やせないこともある。それ以前に変化のある環境下での暮らしに、疲れやストレスが生じる。飲食の摂取も適切ではない場合もある。

いずれにしろ体内には生理があり、体外には自然環境があり、その環境に対処する文明手段がある。

環境は絶対的なものであり、生理も絶対的なものである。この双方を調整する手段が、つまり人の意が介するものは相対でなければならない。この環境に対応する人の意である文明と、体内の反射運動である生理を物理的に隔てるもの、それが皮膚なのである。

相対とは常に複数の状況を観察して、相互関係の調節を計らう。それは量とスピードを同時にこなす現代には、疎ましくて不向きなのである。しかしあらゆる物事に調整は必要である。なぜなら全ての事象を絶対として並べ立てる訳にはいかない。最終的な判断には相対という比較論が必要だからである。我々も冷暖房器具や衣類に手を伸ばすのは、日常を埋め尽くす小さな判断の1つとしてこなしている。しかしその誤りで風邪をひくこともある。ひかずに居られたのは判断が正しかっただけではない。皮膚の微調節もおおいに貢献しているのである。

伝統医療の始まりは人体観察であった。それは単なる人の中身を知ることではなく、人体と環境、その環境への人為的な対処も含めての、そこで生きているという相互性であった。今でこそ我々はアフリカで進化し温帯域で暮らしていると知るが、古の人たちは発祥地と居住地の違いによる不適合を、人体観察だけで読み取っていた。そのわずかな違和感をすくい上げ、生活の中の文明介入さえ医学の中に入れた。「人体と環境」この相互の往来を推論する手立てがなければ、手段もしくは人の在り方を補償する文明機能とはならない。

この項の始めに戻れば、基礎理論の段階に相対という概念があって、初めて実用へと発展することができる。

人はウイルスに感染して発病するだけではない。発病の前段階には環境の要因があり、体調の要因があり、手段の要因がある。さらにそれら要因を総合的に調節する皮膚機能という要因がある。

皮膚は触圧覚と温度で環境変化の監視をし、その情報からの脳幹の総合判断が自律神経を通って皮膚に戻り、毛穴の開閉で対処する。この皮膚による総合対処の乱れから、感染から発病への移行がスタートするのである。そしてこの乱れを先の項では「不適切」といった。

不適切は感染の瞬間に始まるものではない。体質もあるが常日頃の調節手段の小さな失敗が、重なり続けた状況で起こる。その現れの1つが例えば末端冷え性である。寒さと高気圧で四肢の血流は減るが、その状況を不適切にしてしまうのは筋肉量の少なさである。その分の防寒対策は必要だが、しかし現代の生活には日々の暮らしに筋肉量を減らす要因が多々ある。また筋肉の少なさは発熱力の少なさであり、その発熱力の少なさを糖分の摂取で補っていることが多い。この糖分摂取が過ぎれば筋肉の発熱力をさらに低下させて、より冷え性となる。そして発熱力の少なさを皮膚は対応できない。この皮膚では対応できない生理動作のガタつきこそ、不適切状態としての病の始まりなのである。

皮膚の内と外・要穴の理由

この3章の始めに、難経十三難の「脈が数なら尺の皮膚もまた数」を引用した。そこでは前腕内側の皮膚を対象とした診察法は尺膚診というと説明をした。尺膚診は触診法であり、この部の手触りを診察し、病状を判断する情報の1つとなる。

難経の引用は、脈診と尺膚診は平常な身体ならば結果は同じという意味だが、結果的に脈診と尺膚診の2つは、対となる診察法である。対であるとして、脈診は橈骨動脈拍動部を診るのだが、実際には脈診の対象も動脈の拍動を利用した、皮膚への診察なのである。

全身の皮膚というのは、常に大気の三要素に晒されている。その干渉は均一ではあるが、日光や風にも晒される条件まで加えると、少し異なった様子となる。尺膚診の対象となる前腕内側の皮膚は日や風や衣類の影響が受けにくく、その下の筋肉も下腿のように、常に体重を受け止めるなどで、働いているものではない。生理動作とは別の物理的外部作用と、生理動作ではあっても意図的な発熱反応は診察対象にはならないのである。

つまり大気の三要素の干渉がそのまま尺膚上に反映されていて、さらにその反映には大気の干渉がどう生理に影響したかが含まれている。その影響の状況を手触りとして触診するのが尺膚診である。

大気とその生理的影響の反映を診るのが尺膚診、生理動作の内容を知る手段が脈診である。まずはその生理の反映は、拍動そのものに現れるわけだが、実際には脈を診る指先と拍動する動脈の間には皮膚や皮下組織がある。当然そういった箇所にも生理的動作の反映がある。

脈診とは単に動脈の拍動を診ているだけではなく、動脈の拍動を利用して、皮下組織から表皮までの状態をも観察している。

大気の外からの干渉によって、表皮は荒れたり硬くなったりする。寒さには抗い暑さには緩む。その干渉で影響された生体は生理動作で対抗し、ホメオスタシスの安定に励む。人は生きていれば様々な要素に晒されるが、生体としての働きのほとんどは、大気の三要素の変化と干渉への対処である。

干渉され影響を受け対処しましたよという現れが、尺膚診と脈診の一致である。体内動作があってホメオスタシスを守り動的平衡を保つ。大気の変化を受けながらその変化に懸命に抗って、平常を作り上げている様子が、この2つの触診法の一致なのである。

「人間は大気の底で生きる反応体」であるとした。何もしていなくても大気の要素で様々な反応をしている。それが「數、急、緩、濇、滑」である。この一致した平常な反応があったうえで、人として生きて暮らす様相が生理動作やその反応に加わってくるのである。

ではその皮膚の反応のプロセスである。

まずは入力となる。この3章の内容は、基本的には皮膚の置かれた環境と、その環境からの干渉の説明となっている。ただ環境と皮膚との関係性は特徴的であるとして、解説が長引いてしまっている。

表皮には知覚のための受容器があって、外的な干渉の内容を中枢へと伝える。基本的には大気の変化内容であるが、時に痛覚などの侵害作用も含まれる。それでも皮膚が捉える大部分の仕事は、表皮にかかる温度と圧力である。

もし温度だけであれば、受け取ったその情報への生理対応は体温生産量の上げ下げだけになる。しかし圧力も加わっている。

さらにその圧力はもう1つ、体内からの内圧もかかっている。外気圧に対して、それを押し返す力である。つまり皮膚は表皮より外と真皮よりの内の双方から、常に押されたままの状態にあるといえる。そのうえで真皮より内の圧力は、外気圧の変化に従う。体にかかるその変化量の差は、1t＝9800Nにも及ぶ。乗用車一台分の差が唐突に変わることもあるし、1kgや2kgが小刻みに変わることもある。

外気圧は全身に均一に加わる。例えば水を入れて膨らんだゴム風船のある箇所を押したなら、別の箇所が膨らむ。押した箇所は指がズブズブと入って行き、他の全体がその分だけ膨らむ。しかし掌で包み込んで力を加えると、ブヨブヨに柔らかいはずのゴム風船は、硬いボールのような感触になる。この硬さが内圧である。外圧への内容物による反発力が、内圧なのである。この反発力である内圧が、全身血流の補助となる。しかし外圧の強さが変われば、反発量が変わって内圧も変わる。血流の補助としては、できるだけ変わらない圧力であってほしい。そこで深部筋肉なり動脈なりの収縮量を変えて、内圧変化に対処するのである。

ところが皮膚には特殊な箇所がある。外圧を受けて内圧で押し返すだけでない、また別の力がかかるところである。その箇所とは関節と動脈拍動部である。動脈拍動部では内圧とは別に、皮膚を内側から押し上げる力が常に間隔的にかかる。また関節の部分では身体動作によって、皮膚に緩みや伸展が起こる。それは内側の力とは別の、外からの圧に近い横方向への力である。東洋医学ではこれら部分に、要穴といわれる特別な経穴を配置した。こういった外圧や内圧だけではない別の力のある箇所に、人為による体内動作の誘発を、見つけたのではないかと考えられる。人体が施術行為を受けると、その治療点には1つの外圧がかかる。おそらくそれは恒常的な大気の変化情報と、肉体を害する痛みなどの侵害刺激の中間の入力となって、施術行為の伝達信号として末梢神経の反射弓に参加する。

全身を覆う皮膚の入力情報は、中枢が受けて全身的な対応に終始する。恒常性維持のための大気の情報と、肉体を侵害するハプニングへの対応のための反射動作。この2つを純粋信号とするなら、関節動作や動脈拍動が皮膚に与える干渉は、伝達信号としてはノイズである。しかし人が生きていれば関節は連携して運動し、脈動は肉体状況で変化する。ところが皮膚の総面積からしたらとても狭い箇所である。ただそこには外圧と内圧に挟まれながら、定期的な拍動と突発的な運動での伸展と弛緩が加わる。しかしそんな複雑な状況であっても、普段は中枢がキャンセルしているような信号量なのである。

ところが要穴として人為的に刺激をすることでその信号量が増幅し、中枢が起こす全身的な対応の内容に変化を起こすものとなる。外圧と内圧に定期的な拍動と突発的な伸展や弛緩。この複雑な加圧環境において、さらに加算される施術行為としての人為的外圧。この一連の干渉が、鍼への治効理論としての、エビデンスになりうるものかもしれない。

皮膚へのディスプレイとその動作

鍼治療のカバー範囲は広い。医師による健康保険への同意対象は運動器系の6疾患があり、WHO(世界保健機構)が認める適応疾患に至っては内科系、神経系、婦人科や泌尿器、耳鼻科や眼科などほとんどの疾患に及ぶ。ただ現代医学側からしたら、1つの方法論で幾多の診療科目に対応しているというのは、医療としての信頼性に難色を示す要素といえる。

そんな鍼治療というものだが、しかしそれでも実際の診察や施術などの、対象器官となっているのは皮膚のみなのである。つまり鍼とは皮膚に治療をしているだけということになる。だが皮膚科ではない。皮膚を観察しその変容に対して独自の見識を持ち、その独自の見識に沿って施術を遂行する。そういったことを二千年とも四千年ともいわれる前からやってきたのである。

現代医学は診療科目をまたぐ治療法に難色を示す。そもそも現代医学というものは感染症対策から始まったものである。咳や発熱や下痢などの症状から、感染源を特定する。そのために対症療法や病名診療といった要素が強いのである。病気とは症状であり、症状とは部位である。身体の中の特定箇所の状態を中心に、医療の認識が展開される。逆にいえば部位が発する症状を駆逐することこそが、医療行為の大本命となる。そのため特定箇所からの分類で診療科目が分かれている。科目ごとに専門医を配備することで、医療行為の確かさと安全性の精度を確保する構造となる。

対して東洋医学を含む伝統医療全般は病体治療である。その病んだ体とはどうかが、医療の中心となる。症状とは病んだ体の表現であり、その症状を発している病体の様相に、独自の見識から観察と診断と治療を行う。ここで独自という言葉を東洋医学側に使った。社会運営のベースが科学である現代において、現代医学とは認識を異にするという意味での使用である。しかし人類史の視点からは現代医学の方が稀な存在となる。それは歴史の短さであるが、薬剤や器具といったその手法の多彩さが、医学史レベルでも稀といえるのである。逆に考えれば伝統医学側の手法はシンプルである。薬剤も器具も最小限に留まる。それは対象が病体への治療だからである。現代医学は症状駆逐の観点からその手法が多岐に及び、病症区分と治療形態が細分化された。これは社会そのものが科学をベースとして発展し、発展した豊かさから必要な物資を延命の名の下に確保できるからであり、そうしたうえで症状の駆逐という成果を成している。

では病体医療が対象としたものは何か。それは自律神経の働き方の様相である。生きている状態において、絶えずリアルタイムに変化するその身体状況は、解剖して中を見たのではわからない。生きている外観の変化を逐一捉え、体内様相の推察材料とする。それらの一切を、ディスプレイしているのが皮膚なのである。

では具体的に皮膚が、ディスプレイとして現すものは何か？

それは皮膚の色や艶、手触りや発汗、硬さや厚さなどである。

現代ほどの物量が確保できなかった近代以前、人類にとっての医学の対象は、人体に備わった治癒能力の向上にあった。そのためには自律神経の様相を知る必要があった。その知りたい様相内容とは、自律神経の動作ロスである。そして動作ロスの解明の第一歩が、正常と異常の状態比較なのである。

皮膚は体内を外気と遮断しながら、大気の状況をセンサリングしている。その感度の対象は主に温度と圧力である。大切なことは体内温度37度の恒温の維持であり、その温度と共に脳への適切な血流の供給である。脳に対して身体全体でいかに良好な環境を保つか。それを恒常性というが、大気の干渉が変化しても影響量を最小限にする生理動作には、まずは皮膚からの情報が必要なのである。

皮膚には受容器というセンサーがある。温度や触圧覚に相応した受容器で感じ取り、その感じ取った信号は感覚神経を通じて脊髄へと入り、一部は交感神経幹に混流する。この信号は全身の皮膚から、しかも生きている間は絶えることなく、脊髄を通じて中枢へと送られている。そのうえで交感神経幹に混流した一部の信号は、その瞬間々々の身体状況で全身の動脈を調節し、その調節の間に感覚信号を受けた中枢は、大気変化への対応の司令を出す。中枢からの司令を受けた各組織が対応動作を始める頃には、動脈の調節も完了して動作内容に合致した、滋養の供給が果たされている。

この交感神経幹に感覚信号の一部が混流して、予めの動脈の調節を起こす状態。このことは先の1章で触れた「視床下部の経験的予測」につながる。

ただ感覚と受容体は単純なつながりとはいえない。それでいて温感はルフィニ小体、冷感はクラウゼ小体などと試験では出題される。しかし触圧覚の受容体はパチニ、マイスナー、ルフィニ、クラウゼ、メルケルと多岐に及ぶ。これは大気に対してならば、温度より気圧に対してのセンサリングが発達しているといえる。そしてこういった受容器は真皮層にあって、表皮と皮下組織に挟まれる形となっている。おそらくこれは、真皮層の内外からの狭まり圧を感受しているものと考えられる。つまりそれは表皮と皮下組織で真皮層を押すわずかな力をも、データ化する構造といえるのである。

そのうえで「痛覚なら自由神経終末」などと違う、多岐に及ぶ触圧覚への受容体の種類である。あらゆる状況においても、圧からの感受を微細にセンサリングする仕組みといえる。痛覚温覚冷覚などは受容体が単一なのもあって、その感受の時間が長かったりあるいは強かったりすると、知覚が鈍くなる。そういった意味では1つの知覚に複数の受容体というのは、気圧へのセンサリングがいかに生体として重要かを伺い知ることができる。

こうして全身の皮膚から、常に脊髄へと流れ込む気圧変動の情報であるが、まずは脊髄の手前で交感神経幹へと混流するものがあった。これは予めの動脈への配備であった。その一方でデータの大部分は脊髄へと入り脳幹に向かう。入ったところの脊髄の下位である反射中枢が、データ内容への対応の先陣を切る。

その先陣の動作が毛穴の開閉である。脊髄の反射中枢によって、皮脂腺や立毛筋へと動作司令が届く。その司令内容に合わせた滋養分は交感神経幹によって、近辺の細動脈を通じて配備済みである。この動作司令の内容と滋養分の配備内容の一致が、そのときその状況の肌の色艶となり、脳幹へと届いたデータによる上位中枢の司令が発汗や産熱などを調整し、その調整内容が色や艶、手触りとなって皮膚へのディスプレイとなるのである。

しかしこのディスプレイは基本的に、温度対応によるものである。では気圧はどうかとしたなら、同時並行的に交感神経幹の動脈への配備で行われている。全身の動脈がその瞬間の気圧の変動に対して拡張や収縮を変えて、脳へと登る血流の安定を支えるのである。適材適所への血流というが、脊椎の両脇の2本の交感神経幹が、全身のあらゆる動脈をその瞬間の都合に合わせて調節して、温度や気圧に対応しながら定量の血液で対処しているのである。この全身的な対処も含めて、皮膚は体内をディスプレイしているといえるのである。

ディスプレイの表示の乱れ＝皮膚診察の対象

皮膚は外気の干渉から体内を守らなければならず、その防御の体制が皮膚そのものにディスプレイされて診察の対象となる。

まず防御としての皮膚は、装甲の役割をしている。ほんの小さな擦り傷でもヒリヒリと痛むが、外気と生体との直接の接触を防いでいる。そしてそういった装甲だけではなく、皮膚は触れた大気の情報を感じ取り中枢へと送る。この感じ取りを知覚というが、特に温度と気圧の情報は重要である。これら変化への対処は皮膚が自ら行うものであるが、即時性が求められるがゆえに、全身とその中の皮膚という位置関係での、中枢からの判断が必要となる。

弛まなく変化する大気の様相の変化。ホメオスタシスが常である人体において、その対処は皮膚を含めた全身で行う。皮膚は毛穴の開閉を、筋肉は発熱量を、体幹は水分量とその位置を、内臓は活動量を変化させる。各動作器官へと続く動脈の太さや拍動幅も変える。そういった総合司令を皮膚からの入力データで中枢が判断して、自律神経で伝えることによる動作となる。

これら体内活動において特に必要とされるのが、動作司令を受け取る事前準備としての、養分と酸素の配備である。つまり各器官につながる動脈の働きを、その器官の働きに合わせて適正にしておき、中枢からの司令を待つのである。こういった配備への動脈の事前動作は、皮膚からのデータが脊椎から中枢に行く手前で分流して入り込んだ、交感神経幹が行うのである。分流で得たデータから交感神経幹が判断して動脈の全身配備を調節し、本流は中枢へと到達してほんの少し遅れて動作司令が各器官に届くのである。

そのうえで特に皮膚は迅速性を常としている。つまり毛穴の開閉の即時動作であるが、感じ取った温度変化の干渉をできるだけ受け入れないために、交感神経幹の司令で行われているものと考えられる。交感神経幹の司令とは動脈の動作配備であるが、皮下組織の細動脈が拡張して太くなれば、皮膚は下から押し上げられて毛穴は拡がり、細くなれば縮まる。この場合の皮下組織の動脈は、寒ければ体表の血液量を減らして、体温の放散を防ぐために縮むのである。そのうえでより寒さが強ければ立毛筋は収縮する。毛穴に対して斜めに生えている体毛は、皮膚に直立することで毛穴を縮めることとなる。さらに体毛自らが毛穴の蓋となる。

毛穴は体毛を挟み、拡張した細動脈と収縮して太くなった立毛筋とで下から押されて体毛を締め付ける形となる。そうしてより毛穴は強く閉じるのである。立毛筋は中枢からの動作である。

また筋肉の働きは発熱であり、発熱するかしないかは、滋養分と酸素の消費量の差が大きい。そのため特に動脈の動作配備は重要となる。皮膚からのデータ入力の分流が交感神経幹へと入り、即座に交感神経幹は筋肉の動脈へと配備の司令を送る。特に寒ければ発熱量を増やすために血流量は上昇する。上昇したタイミングで中枢から収縮の司令が届いて発熱となる。内臓や脳に行く血液も、寒さによってはある程度は筋肉に廻すこととなる。そんな発熱のためのお膳立てを交感神経幹が全身の動脈を調整して行い、充実した滋養分と酸素の供給状態を配備して、中枢からの筋収縮の司令によって寒さに対しての体温生産となるのである。

内臓は暑ければ水分の、寒ければ養分の必要に対処する。暑さで摂取した水分を、迅速に血液を通じて体表へと送るためには、小腸からの吸収が迅速でなければばならない。また寒ければ摂取した食物の早急な消化と吸収が必要である。そのための交感神経幹による消化器官への動脈配備となる。

皮膚も筋肉も内臓も、単独で働くものではない。数量が限られた血液を全身にバランスよく配備する。交感神経幹はその瞬間に必要な判断をして、全身の動脈の操作をし続けている。そのうえでの中枢の司令動作があって、ホメオスタシスの安定となるのである。

皮膚からのデータの一部が交感神経幹へと流入し、動脈への操作によって養分と酸素の事前配備が起こる。本流の求心性信号は中枢へと届き、必要器官に送る動作司令となる。その中には全身状態から判断された、動脈への追加司令も含まれているのである。

全身状態。つまりもし人が植物なら、大気に晒されている状態に対処するのみである。しかし人は考えて動き飲食をする。生きていることで困って悩み、働いて過労する。そして養生と気晴らしのはずの飲食も含めて、あらゆることで加減を間違えて偏ったり過度や不足となる。人が生きるというのは自然に対しての生理反射だけでなく、大自然に対処しながらも、独自の動きを持っているのである。それは人の、不適合地で生存するための生理動作を補う動き。つまり人の恣意的な行為があってこそ、我々のホメオスタシスは安定したものとなる。不適合地で暮らすというのは弱さであり、その弱さへの克服は社会を形成させるものとなった。社会では個々が役割を持ち、秩序を守ることで弱さを補う環境を作った。物理的には適さない所での安住とはなったが、しかし人間は歯車ではない。全体がきれいに働いて順当に秩序を守り、社会を円滑に回転させる継続は、必ずどこかに無理が出てしまう。

その無理への対処が社会では政治となり、人では医学となる。

人に出た無理とは疲れでありストレスであり飲食や生活所業の乱れである。これも全身状態の1つであるが、数百万年に渡る進化で獲得した生理動作とは別の体内動作。皮膚データから起きた初動の動脈配備に対し、中枢は「外気への防御とは別の体内動作」を含めた全身状態への動作司令と、そのための追加の動脈配備の司令を伝える。すでに全身の血流の配備を終えた交感神経幹に、新たなる配備要請と伴に初動とは別の動作司令が器官へと届く。即時対応を旨とする交感神経幹は、そのままダブルバインドな司令を全身の器官に送ってしまうのである。

初動での血液の配備をすでに受けつつ、内容が合致しない操作司令に動脈配備の変更が加わる。交感神経の各末端にある器官は誤った状態を起こし、そぐわない大自然への対処をしてしまう。これこそが体調の乱れを起こす、原因となるものなのである。そしてそのそぐわない様相こそ、皮膚がディスプレイする診察対象となり、ひいては脈状の変化となるのである。

気圧と経穴

大自然の変化の幅が、人体の対応能力を超えることがある。皮膚が受けた干渉のデータに体内動作は対処が追いつかず、動脈への配備のバランスは乱れ、中枢司令は煩雑となる。この状態が起こることを不適合といっているが、人はこの超えた範囲を文明で補って歴史を紡いできた。

しかしそれらの対処は恣意的であるために、超えた部分を補いきれない場合がある。ただそもそもの天候の変化が大き過ぎれば、対応処置は不可能である。体内では中枢と自律神経の対応は追いつかず、ホメオスタシスに乱れが始まる。その乱れをさらに対処しようと体内生理は動作する。そのさらなる対処の表示が、皮膚のディスプレイと脈状なのである。

過剰な外気の干渉と体内生理の動作と、煩雑となった中枢と自律神経の錯綜。そうすることで始まるホメオスタシスの乱れ。

本質的に温帯域での人の暮らしは恣意的なものである。そのうえで不適合への対処も恣意的であり、日頃から健康維持を選択しているかどうかも恣意的である。

人間は意志と思考力を持って、不適合に対抗できる文明を作り出した。その文明で環境は安住できるものとなり、普通に暮らすだけで自然からの干渉を、遠ざけられるようになった。野生からみればはるかに命や健康は保証され、その分だけ享楽や欲望の選択が可能となったのである。

文明を得たことで、健康を心掛けたストイックな暮らしも、欲望のままに享楽を貪るのも自由意志である。健康を保持しつつ時には気晴らしの享楽を求めるのも、誰にでもある間違いではない選択である。ただし肉体の進化で積み重ねた生理の動作からしたら、これら人の意思によるものは、全て恣意なのである。

1章で「20万年前の脳幹を現代の大脳が覆う」と書いた。脳幹と自律神経は機械のように生理動作を遂行する。しかしその遂行とは別に大脳は社会活動へと向けて、思考を回し感情が動き対外的な自我が働く。そしてこの二重作用の引き続きに「恒温の維持に大脳、視床下部、脊髄反射が関わる。この産熱処理の足並みのズレが人体のストレスとなる」と書いた。この足並みのズレというのが「初動での血流の配備に内容が合致しない操作司令と動脈配備の変更」である。身体疲労も不適切な飲食も、肉体の運営には同様にストレスとなる。このストレスが起こす神経伝達の乱れ。全身の様々な器官や組織に対しての、滋養の供給と実働内容の不一致。大脳による肉体に対する恣意的なあしらいが自律神経の伝達内容を乱し、体調不良のほとんどを作り出しているといっても過言ではない。

しかし人は、この自由意志とも言える恣意的な所業への対処を、やはり自らの意思で見つけ出した。間違った地帯で暮らすための文明でまた間違った対処をし、やはり文明でその間違った対処に対応した。

この「間違った対処」はあらゆる文明人の病気の元となった。それでも我々の歴史を作ってきた文明人たちは、この「病気の元」への対応、つまり治療という方法の発見もしていたのである。

鍼や灸の治療には皮膚上の経穴を使う。この経穴を使う現代的な考えでの治効理論は、体性内蔵反射という体幹表面の神経の反射弓である。しかしそれだけならば、体幹のみにそういった治療点があれば良い。ところが東洋医学で「要穴」と言われる特殊な経穴は、肘から先と膝から先に存在する。しかもその要穴に対する施術は、非常に微弱な刺激によって行われる。

何故この四肢の半分より末端が特殊なのか。この箇所における特徴として、1つは関節の動きが頻繁であること。もう1つは皮膚の直下に動脈があり、その拍動の確認できる箇所が複数あること。そして四肢でありその末端に近いほど、外気圧の影響を強く受けることなどである。

その中での気圧であるが、体内では血流に直接関与している。先に書いたように気圧=血圧であり、血圧があることで心臓より上にある脳へと血液が届く。その血圧の元が気圧であり、そして大気の圧力は常に変化している。低ければ脳へと届く圧力が不十分となるため、動脈や深層筋の収縮で圧が足される。

ところが全身は気圧の干渉を同じに受けるが、各箇所での影響が変わる。細い箇所ほど体積に対して表面積が増えるため、四肢の末端ほど気圧の影響は強い。つまり末端から絞り込まれるようにして、体幹内部へと血液が寄せられる。

さて皮膚が感じ取って中枢へと送られるデータであるが、血圧の調節に関わる気圧の情報は、気温以上に重要といえる。例えば脳内出血で最も多いものが被殻部の出血である。この部を通る直径1／5ミリほどの動脈が硬化して、高血圧による破裂が原因である。血圧は高ければ脳へと届きやすくなるが、度を越せば命取りとなる。常に微細で迅速な調節を必要とする全身の動脈に、交感神経幹は初動司令を送り続けなければならない。

そうしたうえで要穴のある皮膚の状況である。要穴の置点は四肢の末端方向であるが、必ず関節もしくは動脈の拍動部付近である。全身のほとんどの皮膚はただただ外から受ける、外気の様相を感じ取る。しかし要穴の置点については、内からの情報、つまり動脈の拍動や関節運動時の皮膚の張緩も感じ取ることとなる。そのうえで末端に近く、気圧の影響も強い。また露出が多く外気の干渉も多い。

要穴とは治療の主導である本治法に使用する経穴である。この要穴の置かれた点は、内に外にと慌ただしい情報の収集となっている。そこにこの点へとさらに人為的な刺激を加えるのが、治療行為となるのである。

当然その人為的な刺激も他の情報と同じように、中枢へと送られる。交感神経幹の初動司令に関わり、データの本流に乗って中枢司令にも作用する。学術上は60箇所ある五兪穴ともいわれる要穴だが、経験則から発生した運用の法則性が治療論となった。どの経穴を使うかということであるし、刺激量を含めたどのように使うかという治療法も、個々の治療家が独自に修得し実践している。ただ治療論や治療法からの治癒プロセスの解明は、あまりにも手法が多様過ぎて明瞭な解説に届くものではない。しかしある種の原理に関しては、推論が可能である。

複雑な情報環境への人為的な刺激の付け足し。

体調の乱れの起こりは交感神経幹の全身の動脈に向けた初動の司令と、本流データから全身状況に対応した脳幹司令のズレである。疲れもストレスもなく、各器官も神経伝達もそのズレの修正ができたなら、体調は乱れないのである。つまり疲れやストレスで生じたエラーのようなものが、2つの動作司令のズレの修正を阻んだと考えられる。

例えば体を暖めて休息をとることで、体調はある程度は整う。またスキンシップによるリラックスの誘発というのもある。皮膚への温感や安撫摩擦による、心身への鎮静作用である。この場合は副交感神経の亢進であり、伴って交感神経の鎮静となる。おそらくは交感神経の伝達状況が落ち着くことで、各器官の動作の足並みが整う。つまり交感神経の鎮静がエラーを減らし、ズレを修正したものと考えられる。

ならば人体は皮膚接触によって、交感神経の伝達状況を操作できるという仕組みを、持っているともいえる。その仕組みの抽出が、要穴の発見なのではないか。要穴の箇所は動脈の拍動があり関節運動での刺激があり強く気圧の変化の影響を受ける。そこに法則と方法を用いた人為的な干渉を加える。これら複雑な皮膚接触のデータが、交感神経幹と中枢との司令のズレを治療論的な原理として、修正していると推論できる。

そもそも皮膚というものは、人体が外界の情報を総合的に得る、最初の器官である。その情報を元に生理的にも行動的にも、運動の内容が決まる。そしてその運動の内容は、皮膚が感じ取った信号が脊椎に入る手前の、交感神経幹によって決定される。決定で皮膚は外部干渉に対しての動作準備となったうえで、中枢からの動作司令が届く。常に変化し続ける外部干渉に対して、即座に体制準備をしている皮膚とは、つまり「冴え」の最前線器官といえるのである。しかし我々はその折角の「冴え」を、恣意的に乱してしまう。だがその乱れを整えるのも、やはり皮膚の持つ要穴の機能の「冴え」である。「冴え」は「生きることと生きていることの表れ」であり、その「表れ」こそが命の働きだといえるのである。

4章 「食」と自律神経

飲食と運動とエネルギーと人の営み

3章では皮膚と大気との関係性を書いた。それは大気に対する皮膚のセンサリングや対応活動の様相である。これらの働きは自律神経の、というより自律神経を通じた中枢の司令内容といえる。ただその司令内容の大部分は、皮膚からのセンサリングデータで決定している。皮膚がセンサリングしたデータは中枢に向かう脊椎の手前で、一部が交感神経幹へと分流し、分流のデータを受けた交感神経幹はその内容に応じて、全身の動脈の血流分配を適切に調整する。本流が届いた中枢からの各器官への動作司令は、その調整以降の伝達となる。

つまり動作以前に配給が先となる。その配給とは血流で運ばれる滋養と酸素である。酸素は不随意的に肺でガス交換されるが、滋養分は飲食という随意行動によって獲得される。

つまり食べる食べないという選択に意図があり、またいつどんな物を食べたり飲んだりするかという意図によって、滋養分は初めて体内に生じるのである。当然、飢饉などで飲食物の自由な摂取を断たれる場合もある。そういった状況も含めて、飲食を必要とする意図の発生と、その意図の理由と対処を「食」と考え、体の内部の動きを紐解いて行こうと考える。

まず空腹という感覚がある。滋養というエネルギーが必要なために、生体からの要望として起こる感覚である。骨格筋運動をすればエネルギーは必要であり、寒さや緊張でもエネルギーの消費は起こり必要となる。

空腹感とは食欲である。その感覚は視床下部から起こる。視床下部は広くは脳幹の一部であり、狭くは脳幹の上部の間脳に位置する。大脳と脳幹の間にある大脳基底核を経由して大脳と繋がり、自律神経への状況と大脳の活動を本能の形で連結している。よって食欲中枢という言い方もされる。食欲の発生は身体のエネルギー消費や摂食の状況による。身体から上がってくる血液中の血糖量から視床下部が、脳内に分配される糖質エネルギーの量を割り出して、不足であるなら空腹という知覚が起こるよう、大脳へと働きかける。

空腹という感覚は、まず胃の中が空であること。その上で運動などの消費で血糖量の減少した状態の血液が、視床下部を通過することで発生する。この空腹感の発生が元になって摂食行動となる。

「食」で人体を考えても、脳が中心であることは例外ではない。身体のために脳が摂食行動を取らせるのではなく、身体がエネルギーを消費したことで脳に上がってくる血糖量が減ったため、空腹感が起こるのである。実はこの「食」こそ「脳が中心であること」が、顕著なものはない。何故なら脳が必要としているものは「糖」だけなのである。視床下部の食欲中枢はこの糖にのみ反応して、空腹感を作り出している。

糖とは主に炭水化物の中の糖類を示す。この糖類の摂取によって血糖値が上昇し、空腹感が解消される。つまり脳は自身の欲しいものだけを要求しているのであって、身体の維持に必要な様々な栄養素の要求はしていない。それは脳の状態維持だけの要求ではあるが、しかし生き物の本来の在り方としてはこれで良いのである。何故なら野生に身を置く動物なら、食欲に対して有るものを片っ端から食べる。食べられるものはなんでも食べるため、結果的に様々な栄養素が摂れていたのである。

実は視床下部が反応する糖は、炭水化物の糖類ではなかったのである。元々脳が要求する糖とは、タンパク質から糖新生という形で体内合成されたものであった。それはブドウ糖のみであり、血糖値も即座に上がる。炭水化物の糖類はブドウ糖以外に果糖やこの2つを合成したショ糖などがあり、特に果糖は甘さは強いが血糖値は上がりにくく、ただただ中性脂肪として体に蓄積するものとなる。

ところが人は文明によって、炭水化物だけを摂ることも可能にした。さらに糖類だけを精製し、脳の要求を直接的に満たすことも可能にした。

食欲とは糖の枯渇なのである。しかし体内の消費箇所は脳だけではない。骨格筋は運動し、寒ければ体温を作る。そのエネルギー供給のため内臓平滑筋も働き、心臓は拍動している。これらもまたエネルギーを使う。そのエネルギー分は脂質であるし、様々なビタミンやミネラルも使い、食物繊維によって消化器官の安定動作も図っている。肉体が使用する全ての滋養分への要求を、血糖値の測定だけで総括してしまっているのが、食欲中枢なのである。

脳は糖を消費する。しかし人がどんなに頭を抱えて悩もうと、脳全体の消費量は眠っているときと変わらない。人は脳というと大脳を連想するが、生命の持続の主役は脳幹なのである。脳幹と心臓は胎内の初期から死ぬその時まで、全く休まずに働いている。生命の持続の要素として、視床下部は糖の量を監視して、空腹の訴えを大脳に向けるのである。

そのうえで大気の底で活きる、肉体の消費材は糖だけに限らない。皮膚のセンサリングデータから、真っ先に交感神経幹が全動脈をコンダクトして要所に供給するものは、様々な栄養素なのである。もし脳の言い成りになって甘いものだけを食べたなら、せっかく先回りした滋養も内容が足りず、動作司令に適した働きはこなせない。皮膚や筋肉は外環境に対応できず、消化器官やそのほかの内臓も適切な養分が作れない。体温は不安定となり体調が乱れ、慢性疲労や関節痛、下痢や便秘、微熱や喘息、冷えやノボせなどの症状が起こる。つまりビタミンやミネラル、繊維質や脂質の摂取不足である。

文明が発展したことでの起因である生活習慣病は「脳の言い成り」つまり、安易に欲求を満たせることが原因となる。当然体質の差はある。しかし野生に居たならば、生活習慣病などは縁のないものなのである。

野性時代の人類は不自由であった。空腹に対しての飲食は、常に有る物であった。しかしそのことが1つのバランスを保ち、カロリー過多に偏るなんて有り得なかった。逆に活動量は多く消費は大きい。そのエネルギーの収支バランスが人体のデフォルトだったのである。外環境を遮断し大して動くこともなく、それでいて脳の言い成りの食事を摂れば、体は当然だが壊れる。動作司令に対して過栄養となり、炎症に似た状況が、体内のあちこちに起こるのである。

こういったことは文明がなければ起こらなかった。しかしその対処も、文明社会だからこそできる。叡智を重ねた利便さと多勢からの協働性によって、大きな力を持てるのも文明である。しかしその文明の大きな力を適切に扱うには、ある種の認識が必要である。そのある種の認識による意識的な活動を「文化」という。食でいうなら食べる営みを「食事」として、節度や礼節を持って身心を養うものとした。つまりそういった「食文化」を範疇に入れてこそ、東洋医学の五臓の「脾」が「意」を蔵するものとして、論理完結するのである。

「食」の意味

「食」とは体の健やかさを保つ働きかけである。

喰うとは違う。喰うとはとにかく有るものを片っ端から食べる。まだ農耕もない狩猟の時代、もしくはもっと野生に近い生活を人類がしていたとき、喰うことに選り好みなどは無かった。そこはアフリカの大地であって何十万年もの昔であった。そして喰うだけで、身体は健やかであった。

しかし現代は、というより人類の社会が文明を持ってからは、「食」という作法が必要となった。それはそうしなければ、健やかさが保てないからである。

「医食同源」という言葉がある。意味は医療と食事は源が同じであり、保健として食べる。そういった考え方である。それが食養生という風習になる。おそらく世界中に食べ物による保健的な文化はあるだろうが、それは土地々々の気候や風土によるところが大きく、それぞれの国や地方の特徴を彩っている。

逆に考えれば人類は、アフリカにいるうちは喰うだけでよかったのである。しかし文明を持つことで、つまり温帯域に住むようになり、その住み着いた土地の気候や風土に従いながら、安定的な暮らしを営む1つとして、「食」が必要となったのである。

必要があったからには「食」には始まりがある。そもそも食べ物は、調達できるものしか手に入らない。まずは狩猟採集という手段では限りがあった。新天地のユーラシア大陸には四季があり、大自然の装いが常に変化する。アフリカでは駆け回れば手に入った食べ物が、季節の変化を予想して準備と計画と、そして気候変化に対処した行動を持ってして、ようやく果たせるのが温帯域の環境である。

その環境のためには狩猟採集のままで広範囲を移動する方法か、定住して食べ物の新しい調達方法を行うか、その二択であった。結果的に多くの人類が温帯域において、定住型の農耕と牧畜を選択することとなった。この選択をした人たちが、今の我々の文明の礎となっている。

では「食」の必要とは何だったのか？

農耕と小規模な採集において、季節に準拠することであった。定住を選べば食物の獲得のメインは農耕となる。ただ小規模な狩猟採集は継続される。四季が巡る中で栽培される食べ物は、一年を通じて食べられるように、収穫時期と保存への計画性というものが必要となった。つまり農耕を選択したことで、在れば喰うというわけにはいかなくなったのである。収穫し保存した食料を計画的に食べる。それが「食」の始まりなのである。

収穫と保存の計画が必要となったのには目的があった。その目的とは越冬である。越冬のためには飲食だけではなく、住居の設計や燃料の収集とその使用や衣類等も、越冬を見据えた計画に入った。赤道直下で進化してきた人類にとって、冬は毎年訪れる天災のような季節だったのである。いつしか温帯域で暮らす人類にとって、冬以外の３つの季節というのは、確実に冬を越せるための準備期間となったのである。

そのため古代の人たちは、各季節の特徴を観察し尽くした。そしてそれぞれの季節の特徴に対応した暮らし方を模索し続けた。そうしたうえで単に冬のために年間を過ごすのではなく、それぞれの季節を謳歌する暮らしをしながら、冬への万全さを重ねていけるやり方を選んで、営むという形で後世へと「保健的な文化」を繋いできたのである。そんな営みのうちの、食べるものを取り扱う全般が「食」なのである。

食べるものを取り扱う全般。つまり作物や食材の性質、調理法や食べ方とその作法など、作付けから口入った後の体調までが「食」である。

食材を農作物に限定するなら収穫の時期が重要である。それは取れたそのときから、食材としてのあしらいが始まるからである。1つはどのように食べるかということ、もう1つがどのように保存するかということ。作物には取れる時期に関連した特徴があって、暑い時期と暑くなる時期のものは、枝やツルなどに付いて地上に実る。多くの果物がそうであり、ウリ科のものやナスやトマト、枝豆などがそうである。寒い時期や寒くなる時期のものは、地中や地面から直接生える。芋類や根菜類、ほうれん草や白菜などである。

暑い時期に地上に実るものは水分が多く、寒い時期に地中になる物は繊維質が多い。そのため暑い時期のものは生や軽く火を通せば食べられるが、寒い時期のものはある程度の火を通さなければ、硬かったりアクがあったりで食べづらい。

また暑さのピークを過ぎてからの作物は、地上であっても水分が少なく繊維質は多めのものとなる。栗や柿などである。逆に寒さのピークを過ぎたものは、地中のものでも水分は多く繊維質は少なめとなる。玉ねぎやフキなどである。しかし現代は品種改良が進み、作物の特徴は多彩となった。

ただ古代の人々は収穫される作物の特徴から、まずはどうやって食べるか、そのうえでどうやって保存するか、そういった扱い方の工夫をしていったのである。

その扱い方はある種の生活の軸になっていた。食材の短期的な保管と長期的な保存。冷蔵庫などはなかった時代、住居の構造にも関係し常に気象状況を念頭に入れて、備蓄食材と向き合う生活となる。

実はそもそもの作物の特徴だけではなく、その特徴に基づいた対応内容も含めて、「食」の意味を形成する食材の性質となったのである。

夏の暑い時期に取れるものは、地上になるために手軽に収穫できる。水気が多いので暑さにちょうどよく、ほとんど調理もせずに食べられる。またその多い水気も強い日差しで干せば、数日間は保管できる。それは乾いたまま食べることも、少し煮ただけで食べることもできる。この手軽さが暑さにちょうどいいのである。

冬の時期のものは地中のため、土を掘り起こすという重労働が伴う。取れたものは食物繊維が多いため、食べることで消化器の蠕動運動が盛んになって、その運動からの発熱作用で体が温まる。水気が少ないので寒気に晒されないようにすれば、そのままの状態で保存できる。秋に取れたものはしっかりと保存加工するので、いずれにしろ寒い時期の食材は、きちんと火を通して食べることとなる。

そしてこれら全ては天災のような、冬を越すための知恵と工夫であった。

そんな知恵と工夫と努力の結晶が、春を迎えさせてくれるのである。冬を越え春の訪れを目指して生き抜いた共に暮らす人たち。お互いの小さな配慮と働きかけが、寒さに臆することなく迎えた新しい春に、感謝という気持ちを抱かせたのである。その感謝をまた一年間を通じて、次の冬を越すモチベーションとしたものが「食」の作法を生んだのである。

美味しいものをただガツガツと喰らうのではなく、ある種の決め事に則って、丁寧に「食」として食べ物の存在自体を噛みしめる。そのことが生活への認識と農作物への工夫や健康への配慮となって、目まぐるしく変わる温帯域の気候の中で、暮らしと体調の健やかさを守るものとなっている。

大気の次に影響する要素

一口に農作物というが、一年を通じて様々なものが栽培される。それは単に野菜や果物だけではなく、香辛料や香草なども含む。そういった食材の時期とか組み合わせなども、どうやって食べて行くかの構想の1つになっている。

まずは収穫されたばかりの新鮮なものを食べること。そうしたうえで乾燥させたり塩に漬けるなどの保存方法を選択し、春に向けてどうやって食べていくかを計画すること。こういったやり方は肉や魚でもそうだが、1つは収穫時期ならではの鮮度の高さ、もう1つは年間を通じて、保存方法の確かさを味わう。

「食」と言うのは美味しければ良いわけではなく、行儀作法に縛られるものでもない。皿に盛られて目前に届くまでへの想像力と、食べたことで自分にとってどうであるのかという感受性が重要となる。

食い物なんて美味けりゃそれでいいじゃないか。それだけだとしたら大脳の言い成りなのである。先の項での通り、食欲中枢である視床下部は糖にしか反応しない。人は「食べて美味しいものは体が必要としているもの」という、食欲に委せることの言い訳をする。しかし食欲中枢は糖の要求しかしないし、要求を満たした時の快楽を大脳は記憶する。美味しさだけを貪れば、快楽だけを満たす偏りとなってしまう。例えば甘いものばかりという偏りだが、その最も顕著な偏りの行為が過度の飲酒である。

そもそもの人類にとって、野性時代での甘味は果実のみであった。果実の糖は果糖であるため、直接の血糖値には反映されない。だはら果実の豊作に甘いという美味さを喜び合うことはあっても、とにかくそればかりを食べてしまう欲求に、陥ることは無い。穀物を栽培し、さらに精製して糖質のみを抽出するようになって、初めてそればかりを食べたいという欲求が人に起きたのである。さらにアルコールに至っても直接血糖値を上げないが、その作用によって肝臓内の備蓄グリコーゲンをブドウ糖に分解するスピードを速める。つまり飲酒をすると、蓄えのグリコーゲンの消費を早めてしまう。この早まった消費分を埋めようと、飲酒は空腹感を起こし渇望感を強める。アルコール自体は中性脂肪として蓄積しながら、同時に食べるものを欲求する。お酒ばかりを飲みたいという人もいれば、最後の〆と称して麺類や甘味物を必ず要求する人もいる。

糖とは際限のない欲望の源泉である。疲れたりストレスフルであると、甘いものが食べたくなる。消費したエネルギーを欲しているといわれ、大切なことのようにして糖分を補給する。人体が何かの活動で消費をしたなら、必ず血糖値が下がる。そのために必要なのはブドウ糖での血糖値の上昇であり、甘味とは果糖だから血糖値の上昇にはならない。同様にアルコール依存傾向の人は飲酒だが、アルコールも血糖値は上がらない。実際に必要なのは甘くもなく酔いもしないブドウ糖なのである。本来は空腹感という要望であったはずのものが、精製糖類やアルコールを覚えてしまった文明人は、欲望として要りもしない甘味物や飲酒を求めてしまう。そんな欲望への抑止として、食べるということに対しての想像力が必要なのである。その想像のためには栄養学とか旬の食べ物とかの知識であったり、配膳や箸運びなどの行儀作法であったり、よく噛むとか食事中の会話やマナーなどで食べるスピードに制限をかけたりして、食べ物への認識をより豊かにしておくのである。つまり「食」というものの文化面である。美味しいという感受性を通して、食物の意味と向き合う「食」の持つ1つの側面といえる。

そしてもう1つの側面が、食物が体に入ってからどうなのか、という機能面である。機能面の究極は薬理である。湯液の開祖といわれる神農は、世に在るあらゆるものを口に入れ、咀嚼して飲み込み、その後の自身の体調をつぶさに観察して薬理効果を整理して分類したという。本来の「医食同源」の始まりとなる伝説である。人体は何かを口にすれば、毒から薬の範疇のどれかの作用を受ける。

神農が遺し後に継ぐ者たちが求めたものは、病人への薬理効果である。しかし

「食」の場合は基本的に健康体が対象となる。健康であることを保持し、できればより強化できる、そんな法則性を「食」は内包しているのである。

よく「体に良いもの」という。健康を阻害しないものという意味である。つまり「阻害」が有るのが基準となっていて、阻害要因が無いから体に良いという基底である。阻害要因とは例えば加工食品に添加されている合成調味料や保存料、安定剤などがある。食品でないものから化学的に作られたため、健康を阻害するとされる。農作物への人工肥料や農薬なども同様となる。1つには自然に近いほど「体に良いもの」であり、もう1つには栄養学的に体に有用な成分が多く含まれているほど「良い」とされる。

この「有用な成分」を食品中に多く含ませるために、農作物には肥料の改善などする。つまり人工の肥料に「有用な成分」となりうるものを多く配合して、作物に吸収させる。しかしその「有用な成分」も、多くが合成である。また体に良いとされる加工食品も、その合成されたいわゆる「有用な成分」が添加されている。矛盾のような本末転倒のような話だが、成分だけで「食」を考えようとすると、このようなジレンマが発生する。

食品の成分という考え方は、近年に発生した。それは科学が食べ物に向き合ったことによるものである。一重に栄養の偏りを改善して健康を増進させ、食糧危機などにも対応するためであった。ところが仕事や自己都合に追われる人たちは、食事の時間も惜しんだために調合されたビタミンやミネラルの塊を飲み込み、一口菓子のような加工食品で腹を満たした。そして結果的に、肥満の問題を抱えた国家をいくつも作り出した。

「食」が持つ食べ物による健康増進の法則性を実行するためには、まず人類の大部分が無理をして、この温帯域に暮らしていることを知らなければならない。季節で気候は変化して、人体は常にその変化に対応している。それなのに科学的であるからと、一年中同じものを食べる。世界が和食を認めたのは、献立に季節を取り入れているからであり、魚や野菜を食べてカルシウムと食物繊維が摂れるからだけでは、偏りの範囲といえる。

　では季節を取り入れるとは何か?人体は人知れず、というより大脳に知られることなく、季節への対処をし続けている。気候に応じて体温生産と体内水分量を増減させている。食品というものは、体内に必要成分を届けるのと同時に、季節への対処の補助もしているのである。

　よく体を温める食材、冷やす食材という。科学性はないが、伝統的な経験則が見出した、食材の体への効能である。判断の要素として暑い季節と地上に実るものは体を冷やし、寒い季節と地下のものは体を温めるという。暑い季節のものをそのまま普通に食べれば、体を冷やして暑さに適合させてくれる。そんな自然調和の仕組みである。

　温度でも成分でもない何かで、冷えたり温めたりとはどうしてか?明確な特徴としては、暑い時期の地上のものは水分が多く、寒い時の地下のものは食物繊維が多い。水分は体を冷やし、食物繊維は消化器官の蠕動運動を活発にして発熱が増す。それに食品としての成分や調理の温度が加わって、食べたものの性質となる。この場合の性質とは、人体への作用をいう。人体への作用とは、自律神経への働きかけである。

大気の底で生きる人間にとって、大気の干渉は自律神経の大きな働きどころである。その働きの補助の要素として「食」の機能がある。おそらく飲食は大気の干渉の次くらいに、自律神経に働きかける。「温める」「冷やす」はその働き方の具体例である。自律神経は環境状態に応じて働くため、短絡的な結論を見出そうとする科学のロジックでは、食物の機能への証明は遠いのである。

「食」の文化面。食物が「人」に届くまで

食材には成分がある。人体にとって栄養素となるものを示す。

三大栄養素とは活動エネルギーであり、そのほかにビタミンやミネラル、食物繊維などがある。人体を機械に例えて三大栄養素が燃料、ビタミンやミネラルを

潤滑油などと説明されている。そして各成分は必要であるものだからと、単独に抽出や精製をして錠剤やタブレットの形で、栄養補助食品として扱われる。

ところで「バランスの良い食事」という言葉がある。これら成分の1日分の必要量を、過も不足もなく取れてバランスとなる。生活習慣病ベースの病状が寿命に影響を与える現代において、この「バランスの良い食事」が健康の指標というより、すでに命綱に近い意味をなしている。そのため「食事に気をつかう」という行為が発生する。この「気をつかう」行為の具体的な方法は「野菜を中心に」という献立の継続である。肉体負荷の低い労働や現代生活の中で、カロリーよりもビタミンやミネラル、食物繊維などを重要であるとしたものが「野菜を中心に」である。

しかし好みや必要量や調理の手間などで、なかなか「野菜を中心に」はなりづらい。ならば肉と穀物と栄養補助食品だけで良いのではないかと、誰もが考える。人体を機械のように例えているのだから、必要なものだけに絞って体内に投入しようという発想となる。

そうすることで生活経費が抑えられ、調理の手間は省け、食事や片付けの時間も短縮できるのだが、どの国も肉＋穀物＋栄養補助食品は、やってはみるものの定着はしていない。

せめて忙しい朝食に食物繊維の多いフレークにミルク、ベーコンや目玉焼き、それに栄養成分を添加したスムージーなどである。これなら手軽であり栄養バランスも取れている。ところが三食全部となると、毎日が同じものというわけにはいかない。

食事の目的が成分の摂取であるなら、補助食品は経費と調理と食事時間の省略として、科学の勝利と賞賛されたであろう。そしてその方法の正しさとして、病人の数も減少したはずであった。しかし欧米では栄養補助食品の増加とともに、肥満者数も増加したのである。

食事が必要栄養素の獲得というというのは正しい。しかしそれでは偏りなのである。一年間という気候の流れの中での、今日への対応と明日への備え。それが食事のもう1つの目的なのである。

人は血中糖度が下がると空腹感を覚える。それは糖が脳の唯一のエネルギーだからなのだが、そのうえで必要栄養素全体の取得のきっかけとして空腹を感じる。このきっかけは成分の摂取だが、その成分を食事としてどのように取るか。

調理という行為で食卓を彩り、できるだけ同じ人と食べるという毎日が、人体として社会生活として、そして「人」として健やかさを保つという意味で、食事という行為が必要なのである。

人体の「食」への統制は五臓の「脾」によるものと東洋医学では考える。五臓は「肝・心・脾・肺・腎」であるが、この五臓での肝はレバーではなく心はハートではない。むしろ脳幹を中心とした中枢全体の働きを、陰陽論で五分類したものである。

難経の三十四難には「脾．其味甘」「藏者．人之神氣所舎藏也．脾藏意與智」

とあり、脾臓とは意や智、つまり現代でいう大脳の働きを蔵しているものとしている。甘いものがきっかけではあるが、それを意思や智力で摂取する。それが「人」なのである。

では「食」のスタートには何があるか?それは畜農漁業者の労働である。つまり食材の発生理由である。牧畜や農法や漁法を知らなくても、あらゆるものが食べられる現代ではあるが、知っておいた方が良い。

牧場の牛乳、農家の野菜料理、漁師の浜焼き。作物と向き合った人だからこその味がある。そして生産者から受け継いだ運輸や精製加工、卸販売。生産者の苦労を知っているからこそできる梱包や輸送、冷蔵や陳列などの扱い方。そういった経緯を経て受け取った調理人。その届いた材料の確かさで、携わってきた人への信頼が料理へと反映される。

ただ消費者はそういったことはわからない。お金さえ払えばわからなくてもいいのだろうし、食べれば消えてしまうものだから知る必要もない。家庭での調理がうまくいかなければ、買ったスーパーのせいにするのも可能である。

毎食ごとに会ったこともない、何処かの高原の生産者を思い浮かべて感謝する必要はない。ただいくつもの人手があったからこそ、遠く離れた産地の物が目の前にある事実は、想像に容易なはずである。

私たちはベーカリーの棚から陳列されているパンを、その場で食べるようなことはしない。レストランで配膳された瞬間に食べ始めないし、その時に手で鷲掴みすることもない。逆にそういった人に出くわせば怪訝に思うし、そこの場所から立ち去っても不思議なことではない。

これらは後天的に「人」としての躾がされているからである。この躾られた振る舞いも「脾藏意與智」なのである。

ベーカリーのパンはトレーに乗せてレジで会計をする。レストランでの配膳は、同席者への行き渡りを確認する。食し方も場面々々でのルールがあるし、一人での食事でも手を合わせてから食べ始める。これらは自然な行為であって、動作に特別な意識はない。

しかしこういったことも、習わなければできないのである。他者との関わりのない野生生活ならば、自分が取ったものをその場で喰らっても構わない。採集も調理加工も全てが自力であり、取ったら食べなければ死の可能性となるからである。だが人は多勢と共生して社会を形成した。個人は社会全体のほんの一部の小さな持ち場を受け持って、社会機能の参加者となった。そんな個々の小さな持ち場が連結して、世界中の食材が集まった一皿が目の前へと現れる。この社会はこういった文明の力によって駆動しているのである。

さてそんな文明を操作する働きかけは、文化として「人」の中に根付く。文明の操作には秩序が必要であり、秩序の元は他者への想像力であり、その想像力は個々が躾として育んだ後天的な精神の反射機能である。その反射機能の集合が、文化となるのである。

収穫された食材が調理されて口に入るまで。それだけでもこの社会の仕組みの凝集が見て取れる。人一人には社会のほんの一部の働きが分担されている。そのほんの一部でも一人では手一杯になる。周囲からの優遇を要望したり、疲れれば一方的な休養を悲願する。そんな時にでも、心が囚われない予防としての装置。それが例えば「食」の中の、無意識の行儀作法を形成する「文化」なのである。

その文化の一端として、個人々々は躾をされて「人」になる。1日三度、生きるための食事という行為を通じて、欲望を包む。社会という全体の1つの参加者としての「人」である。

食べ物に対する無意識に近い行儀作法と、それによって自然に想起する社会への関わりと感謝といえる心情。社会は人を保護し、しかしその保護に甘んじれば、社会の機能は病源にもなる。保護が健やかか病かに振れる最も顕著なものが「食」なのである。甘んじて喰らってしまう前の欲望への包容。それも脾という架空臓器が内蔵した意や智という働きなのである。

食物が収穫されて口に入るまで。そこに人の心情は対応する。この心情の対応こそ、後天的な意や智が躾を通じて行儀作法の形をとった、糖にしか反応しない脳の欲求を抱擁する「食」の文化なのである。

「食」の機能面。食物が「人」に届くということ

そもそも食べ物というものは、食べて体に入れば活力となり、健康を保持して肉体の形成となるものであった。それは現代でも変わらないのだが、だからこそ活力になるものは何か？健康の保持や肉体の形成になるものは何か？と、その有効成分を求めて食材の必要理由を探し出し、栄養学という学問さえ出来上がった。ならばその有効成分のみを抽出して摂取すれば、食事さえ省略した「ただ薬を飲むという動作だけ」で、その身を維持できるものと人は発想するだろう。

しかし宇宙飛行士であってもスペースコロニーでの食事は、時代とともに多彩な食品となっている。食物の保管スペースや排便量などを縮小することが宇宙空間滞在での合理性としたなら、真っ先に必要成分だけの錠剤が肉体維持の源にな

ったはずである。しかし工夫を凝らした食品をあえて作り上げての、宇宙での生活となるのである。つまり人体の維持には単に栄養成分だけでは足りない状況を、先端の科学が認識しているということである。

だから食品の機能とは、成分だけではない。成分は栄養素として肉体の形成維持を賄うが、健やかさの維持には充分ではない。肉体維持する成分と、生体としての働きに活性と安定をもたらす、成分とは別の何か。

ではその別の何かとは「何」か？

率直に結論からいえば「食」によってもたらされる、自律神経への影響である。飲食をするという行為は、実は大気からの影響の次に体に干渉する。

飲食と大気の共通として、まずは外から体内へと入るものであり、もう1つは命に直接干渉するものである。違うところは、大気は生きていれば環境という形で四六時中だが、飲食はそのときとその前後だけが、干渉を受ける時間となる。

つまり大気の干渉は常であり、人体の自律神経は生きている間じゅう対応し続けている。そして時々の飲食からの干渉を利用して、大気の変化への対応をサポートしているのが「食」なのである。

それでは飲食からの自律神経への影響とは、どういったものなのか。

まず人類の発祥を考えると、それは赤道直下であった。アフリカの大地で哺乳類となり、進化を重ねて二十万年ほど前にホモ・サピエンスとなった。そこは基本的に一年中暑く、雨季と乾季だけが気候変化という環境である。たいした衣類も住居もなく、狩猟採集が糧であった。発祥とは適合であり、それだけで充分な暮らしだったのである。ところが何万年か前の頃、人類の一部が北へと向かい始め、ユーラシア大陸に住むようになる。

大きく違ったのは四季のあることであった。それまでの人類の体は、雨季と乾季の湿度の違いと昼夜の温度の違いに、皮膚の毛穴の開閉と筋肉の産熱量を変えて対応していた。その上で個々の体質などの違いもあったため、住居や寝具や火などは知恵として持っていた。

ところが新規開拓した土地は、一年を通じてゆっくりと大きく気温が上下した。それまでの人類の環境対応は、皮膚と筋肉の働きだけである。新しい土地で人類の自律神経は、対応処置の限界を超えてしまったのである。そこで生き方の変容が2つ起こる。それまでは小さな知恵の1つであった住居の工夫や衣類や火の使用が、生きていくことの中心となるのである。もう1つは人体内の変化として、気候環境に応じて水分量の変化が起こる。

進化発祥した地であれば、このようなことは起こらない。だがアフリカ産の人類にとっての不適合な環境には、体の対応処置として、内外の整合をするという特殊な動作が必要となったのである。

整合する上での自覚的な行為として、住居や衣類や火の使用が暮らす上での必須となる。この整合という特殊な行為が文明の始まりとなった。また外気温に応じて体内水分量を変え、寒さには水分量を減らして冷えにくい体へとのコントロールが起こる。この生理の中で始まった整合も、進化の経過ではなかった特殊な機能である。

つまり人類がホモ・サピエンスに進化した段階では、四季という環境は全く想定されてないのである。だから温帯域での自律神経の働きには、整合という補助的な要素がどうしても必要となる。適合から不適合へ。それまでの肉体機能では補いきれない環境への移行。不適合というだけで、健康のバランスは乱れる。そのバランスを整え合わせ続けるため、生活の随所に工夫が必要となってしまう。そんな後付けの工夫は、デフォルトではない。適合した環境ならば何もしなくとも体調の安定は保つ。しかしゆっくりと大きく変化する気候の中では、住居を工夫し火や衣類や、食べ物の取り扱いを意識しながら、時折の気候と自律神経の動作のズレを合致させる。そんな生活スキルと健康の安定を重ねて行って、災害とも言える冬の寒さを乗り越える、という目的に向かうのである。

我々の病気の始まりは、気候と自律神経の動作の相違で起こる。動作の相違で肉体は無理に働くこととなり、それによって体力は浪費され免疫機能は低下し精神の安定も乱れていく。どんなに快適な暮らしであろうと気候と自律神経のズレは、文明創生の昔と変わらない。何故ならデフォルトの生理動作でない限り、文明を使った調節は常に恣意的であり、整合性は不安定なのである。だからできるだけ状況に即して気候と自律神経の合致を図る。その方法の大きな1つが「食」なのである。

人類は四季のある暮らしの中で農耕という糧を選択した。植物は季節の移ろいに添って生育する。各季節で収穫された作物は、その季節の特性を吸収し相殺させて生きていることを成り立たせている。その「生きていることを成り立たせて」いた機構をいただくことで、我々はその時折の気候と不適合に働く自律神経への合致を図っている。

ではその「生きていることを成り立たせて」いる機構とは何か？

例えば先の項で、夏のものは地上で水分を多く含み、冬のものは地下で繊維質が多いと書いた。

植物は日光をふんだんに浴びて光合成をして養分を作る。夏の盛んな太陽光を取り込むべく上空へと大いに枝葉を広げ、その強い光量に耐えられるよう地下から水を吸い上げて、組織を気温の高さから守っている。そして夏の盛りが過ぎた頃、光合成で得た糖分と身を守るために吸い上げたたくさんの水分とで実らせて、果実の収穫となるのである。

人類はアフリカの発祥なため、真夏は人体の適性となる。その後に苦手な冬へと向かっていくが、最も暑い時期の対処は自然のままで、温帯の地で初めて出会った秋口の果実によって、その水分の多さで冷えることへの学習をしつつその糖分で体温生産の初動を補うのである。

また冬での植物は寒さから守るため、地下に埋れた状態となる。その土中にある生育では自ずと抵抗が大きいために、繊維質の多い身のしっかりした形態となる。そしてそんな抵抗の大きい状況では生育も遅い。その遅さが養分を蓄えることとなり、でんぷん質の多い芋類や根菜類の収穫となる。

冬を過ぎて人は、活動量の増える春を迎える。まだ寒さの残るこの時期には、発熱とそのためのエネルギーを内包した食べ物がふさわしい。

こういった農作物の、植物としての「生きていることを成り立たせている」機構こそ、食べればそのまま自律神経の動作を、気候に適合させる機能となるのである。

食物を「人」に入れる行為。「食」＝（環境＋飲食）×体調

よく季節のものをそのまま食べれば身体に良いといわれている。それは植物の「生きていることを成り立たせている」機構を食べることが、自律神経の動作を気候に合わせられるということである。

しかしそんなにうまくいくものだろうか？

例えば科学で証明されている食物の必要性は、成分もしくは栄養素である。「栄養素の一日あたりの食事摂取基準」というものがあって、一日のうちでこれ

だけの成分が身体に入ればよろしいという指標である。ただ栄養素の中には体内で備蓄や合成ができるものもあり、必ずしも足し続けなければならない量というわけではない。だから受け手側は示された基準に対し「指標」として、おおまかに対応するのである。

おおまかな対応の理由として、原始の頃とか未開地の人々の栄養素が、常に充足しているとは考えらない。それでも元気で生きていたのだろうし、また逆に我々の環境下でもバランスを持って摂取した成分の全てが、完全に吸収されて栄養素として生かされているかはわからない。例えば暮らしていく中で特に食生活が変わったわけでもないのに、なんとなく太ることもあるし、重い食事が続いても太っていないこともある。

体の状態や体質や生活の様相によって、消化能力や吸収の効率も変わるだろうし、各組織の細胞の活動状態もその時々で変わる。だから成分とは科学的な認識だが、その摂取内容は指標という形でしか表せないのである。つまり科学的であるはずの成分ですら体質や体調で吸収や消費に差があるため、まして科学の認識ではない「生きていること」を成り立たせている」食物の機構などは、気候や体調と合わなければ、体内で適切な働きなどはしないのである。人は暮らしの中で快適に生きるために食物の機構を、思考よりも感性によって伝統的に取り入れてきたのである。

そしてその食物の機構を取り入れるには、喰うのではなく「食」であるために、まずは「食事」という行為が必要前提となるのである。食事とは調理されたものを、ある種の規範に則って飲食する行為であるといえる。

人類はアフリカで進化して、その体内環境の基本が赤道直下であることは今も変わらない。アフリカで構築された人体の視床下部の司令機構は、常に赤道直下の自然環境をデフォルトとする。その差異の調節として、多種な食材と多彩な調理法といくつかの作法を編み出した。こういった文化文明の総合が「食事」であり、食事を含めた畜農漁などの食材確保から、摂取した後の体調の維持までが、成分摂取などの知識も合わせて「食」なのである。

我々は温帯域という不適合の地で暮らす。その不適合への是正で無理な生理活動が連続し、人体を捉えた医療の目は多くの特異な点を見つけた。その特異点のあり方は、環境の変化の内容で増減し、かつての人類の進化など知らなかった古代人でも、我々の体質と我々が暮らす環境の間には、何らかの隔たりがあると感じた。その隔たりの正体への追求が医家によって東洋医学となり、生活者からは隔たりの縮小を目指して生活習慣が発生した。

「食」はその生活習慣の際たる知恵の1つといって良いものなのである。

この本のタイトルは「冴え」との共生である。「冴え」とは特殊な能力ではなく卓越した専門家のヒラメキでもない。生活者が暮らしの所作を積み重ねたことで、自然に生じるインスピレーションである。

野生に近い状態からユーラシア大陸での冬を乗り越え、周囲の物事で生活の連続性を築き、農や牧畜を起こし建築を創りあげ広域と交流し、食材物資の安定確保による越冬への確実性を高めながら、隔たりを埋めて行く努力が結果的に文明の発展となった。この何万年に及ぶ人類の歩みの各所には、数知れずの人たちの細かい「冴え」があったのである。

この「冴え」の最も身近な働きが「食」である。「食」という分野の構成内容は飲食に留まらず、畜農漁や輸送や保管や調理を支える技術や道具、安息して食事ができるための環境や作法の規定を含む。こういった物事は、不適合の温帯で健康の維持を常に心がけた「冴え」による、生み出しなのである。

では「食」についての最も身近な「冴え」の発揮は何か？

調理である。

「生きていること を成り立たせている」食物の機構を、人の手で活かせる行為。極論から言えば食物に機構があることなど知らなくていいし、食材の選別なども無自覚でいい。ただただ家族と過ごすため、食事の支度を暮らしの中でこなし続ける。その蓄積が無意識に近い発想と動作となって、つまり「冴え」として、その日の気候と家族の体調に応じた食材を選び、火や味の加減を調節して「生きているることを成り立たせている」食物の機構を食卓に提供するのである。

そしていつもと同じように食卓を囲むことでの安らぎは、食前の挨拶や食事中の会話、それぞれの食べるペースや動作となって、そこにいる皆が互いの存在を確認できる作法の形となるのである。作法とはお行儀の良さの監視ではない。食卓で安堵するための法則なのである。

「冴え」による偶発的な食材や火加減や味加減の選択で、食物の機構を取り入れることができる。気が置けない人たちとの食卓での安らぎで、我々は「食」という自律神経が安定する仕組みの行使をしているのである。

食物中の成分は区分され数値化されている。何をどれくらい食べるとどのくらい摂取できたのか。計算で分かるし、足りなければ補助食品もある。しかしそれだけでは身体が、その日の気候に合わないのである。人体は機械にオイルや冷却水を足すようにはいかない。そもそも変化のある生身である上に、視床下部のデフォルトのデータでは対処しきれない変化のある温帯域で暮らしている。

気候の変化と対応への処方が幾重にも複雑な状況となって、不適合地であることが人体の健康を脅かす。その状況を構成する1つ1つを全て知覚して自覚的に対処するなどは、不可能なのである。だがまるっきりの勘というわけにはいかない。食材の選別や調理法に単純な法則性を当てはめることで、食物の機構の取り入れはより安定的に人体への良好な作用となる。

その法則性の見出しは、文明による生活習慣の発展と同じに歩んできた医療文化の論法にあった。つまり体を「冷やす」「温める」である。

儀式のようにおまじないのように、これは「冷やす」食材、「温める」食材というう。さらに多少の論理性を持って、暑い時期のもの地上に実るものは体を冷やし、寒い時期や地下のものは体を温めるという。火を多く使えば温まり、生に近ければ冷やすともいうが、しかし仕組みとしては水分を多く取れば冷え、繊維質を取れば人体は温まるのである。だがそうはいっても体調や気候で温まり方も冷え方も変わる。体調が良ければ高カロリーなものは身体が温まるが、胃腸が弱っていれば逆効果なのである。

これが「気候の変化と対応への処方が幾重にも複雑な状況」であり、だからこそこの項の初めにあった「そんなにうまくいくものだろうか？」という疑心となる。うまくいくかどうかは方法論の質によるものとなるが、法則性はあっても自覚的な方法というものではない。それが「冴え」なのである。

ただ結局どんなに健康に気を配ろうと、季節の変わり目などでは体調を崩し、冬には風邪をひき夏にはバテたり寝冷えをする。それでも大きな病とならなければ、うまくいっていると考えていい。それが不適合地における人類の生き方なのである。

「食」が体内に入ってから

地球上のあらゆる生物は、気候の変化への様々な対処で、その存在をつなげている。対処の内容というのはその生物に特有のもの、もしくは状況に即したものとなっている。ただどのような生き物にも状況にも、気候の対処には水が媒介しているというのが基本となる。なぜなら生物に干渉する気候変動の、最も大きい要素は温度だからである。いかに外気温の影響をほどほど以上には受け入れない様にするか。それが生体内の水の働きの1つなのである。

暑ければ体内の水分量を増やして高い温度を中和し、もしくは活発な蒸散で放熱する。寒ければ水分を減らして温度の干渉を少なくし、もしくは蒸散を抑えて蓄熱を促進させる。

人体での外気温に対する水分量の対応、つまり季節に対する水分変化は、東洋医学でいう三焦論の底理となっている。そして他の生き物には三焦という考え方をしないとしても、おそらくは似たような機構を持ってして、地球のそれぞれの地域の気候の中で、活きているという状況を成立させている。

飲食が空腹感という脳の司令への対処だけなら、糖類のみを口にし続ければ良い。しかしそれでは滋養にならないばかりか、栄養素の欠乏で体は機能を損なう。さらには栄養素を添加成分として追加しても、それは「気候の変動に対処して存在をつなげている」ことには届かない。

その時の気候はどうか、体は作業などでどう仕事をしたか、その時にある飲食物は何か、それらをどう調理し、食事をする環境はどうか、精神はどのような状態か。

こういった条件のベストマッチへの促進を、私たちは「食」というものにその担いを預けているのである。

では、どんな時にどの様なものをどう食べるのか。

実は方法論は何ひとつ無いのである。方程式として、水分は多ければ冷えやすく少なければ冷えにくい。食物繊維とカロリーは体を温めるが、それは体調の良好な状態でのこととなる。

まずは地道に堅実に、毎日の生活の全般をこなし続けるのみなのである。その中で育まれ備わった勘だけが「冴え」の形で無意識に発揮され、その発揮で営まれた食べるに関わるものが「食」なのである。

バランスのとれたメニューとか、節度や感謝や行儀作法とか、同じ時間に同じ人と食卓を囲むとか。そんなことが「冴え」の発揮を助長するのである。とりあえず1つのやり方をいうとしたなら、食事を作る人は食べる人の健康を願うが、食べる人も同じ以上に作る人の健康を願うことである。そんな思いやりは、必ずお互いの「冴え」の発揮を大いに助長するからである。

こんなにここまで書いてきて、何の方法論も提示しない結論ではあるが、自律神経自体の性質が方法論も法則性も受け付けないのである。なぜなら意識することで、大脳がバイアスを脳幹にかけてしまうからである。家族的な集団生活の中で、支度や世話をしてくれる人がいて、その人の無意識による「冴え」の発揮に任せられる暮らし。任せ任せられるがある関係、つまり集団性である。

不適合な地のホモ・サピエンスが何万年もかけて築いた文明の根幹は、どうにかしてでも健康であろうとした積み重ねである。それは家族単位で地道に堅実に暮らすことを元にした、集団性である。自然の在り方自体が合わない我々にとって、組織的な庇護こそ最も的確な不適合への適合方法なのである。その適合方法の最小の手段が「食」であり、その周囲が「医」であり、最大級が「政」なのである。

そこで「食」の周囲の「医」が重要となる。

一人で暮らすものはどうなのか、そもそも「冴え」がそんなにうまく働くのか、健康状態が崩れた時はどうするのか。

「医」の重要性とは論理である。言語化ともいい情報ともいう。結局のところは自分の生活環境を、一人暮らしだったとしても生活が不規則だったとしても、何かしらの方法論を持ってして「生きていることを成り立たせている」食物の機構を、恣意的に取り入れることとなる。それは人の体に「外気温の干渉をどう、ほどほど以上には受け入れないか」を行わせることであり、その論理性が「気候の対処には水の媒介が基本」ということである。

体を温めるもの冷やすもの。冷える調理法、温める調理法。この冷えるとか温めるとか。

そもそも「食」の文化に寄り添った「医」とは、我々のいう東洋医学であった。それは東アジア全域に、さらに周辺の諸国が該当する。この医学の根幹は陰陽論である。二対の比較思想で分離し分析し展開させていく。人体の健全判断は体温であり、その体温への干渉具合の判断として、この「冷える」「温める」の比較基準が用いられた。

生き物が気候の変化にどれくらい対処するかは不確かなものであるし、それを「食」で対処するのも不確かであるし、さらには「冴え」などという勘の類に頼るのも不確かである。だから何か論理性をということで医学を見つけ出し、人類は後付けに食物や状況を陰陽や五行で区分してみたり、成分を発見して栄養学を当てがったりしてきた。それで健康の維持が為されているのかといえば、結局は不確かなままである。確かさを追い求めるがあまり論理性に判断の主軸を任せても、それはいくらかの安心感の補充程度なのである。

やはり主軸は生活蓄積からの「冴え」であり、その補助要素としての医学からの論理性となる。

ただ補助要素ではあるが、医学の理論は「冴え」の確証を恣意的にだが、強めることにつながる。ただそれには陰陽や五行が何に対しての分類や対比なのかを、明確に認識しておく必要がある。そうでなかったとしても、成分のバランスへの意識でもいい。つまり今日は昨日より暑いか寒いかであったり、いまはどんな季節でその季節の特徴はどうかであったり、今日はどの様に肉体を働かせたかであったり、これから食べる食材はどんなものかであったりなどを、家族がいても一人暮らしであっても常に論理的に意識しておくことが重要なのである。

ところでこの論理性というのは、いざ調理をする段階での食材選びや調理法の選別確認ではない。普段の暮らしの中で、その暮らしの要素を常に意識的に選別し続けて、感じたことや思ったことを蓄積していく、その作業のための手段なのである。

「食」は誰もが健康管理として人体へと働きかけられる、知的な生活要素である。それはこの本のシリーズの前巻で健康管理の主軸として提唱した「気分が尺度」を支える根幹であり、それが的確な「冴え」の発動となる。知的作業と人体生理、そして四季のある大自然。これらの前線に立つこの「食」という文化の担いは、健康を心がけて食べていくということなのである。

そしてこの「食」の、成功例を示す言葉がある。

それが「スタミナ」である。

次項では「スタミナ」の解説をして、この4章の「食」と自律神経の締めくくりとしたい。

「スタミナ」とは？　～毎日を健朗に～

「精をつける」ともいう。では「精」とは何か？

古典では先天の精、後天の精ともいい、先天は生まれ付いての、後天は飲食や運動などで獲得し消費し蓄積していく生体エネルギーをいう。まずは先天の精を腎臓が宿す。その先天の精での活動を元に獲得し消費する後天の精は、脾臓が飲食や運動から受け取り、生体内を循環させて活力となり、余剰は蓄積分として腎臓へと集積される。この余剰の蓄積分は腎臓内において先天の精の付け足しとなり、本来病弱だった者も食事と鍛錬により健朗に過ごせる理由となる。こういった肉体の日々の営みを支える活動源が「精」なのである。

そしてその「精」を「つける」とは、毎日が健朗に過ごせることをいう。いかなるときも健全に働き明朗に振る舞える状態を保つ。それが「精」がついていることの現れなのである。

もっと砕いていえば「元気であること」となる。この元気もまた東洋的な伝統を持った言葉であるが、万物の生成を示す意味合いから一般用語に転用された。「スタミナがある」「精をつける」「元気で過ごす」日々の営みが健朗で送れるのを願う言葉である。その上でスタミナという語句が代表する。スタミナをして精をつけることから、スタミナをつけるという言い方をして日々の健朗への願いを、ほとんど「食」へと負わせてしまっているのである。

つまり「食べれば元気になる」という、伝統的な「医食同源」という言葉を元にした、都合の良い健康原理の発明である。本来はスタミナも元気や精力の意味である。しかしカタカナ言葉の手軽さ感から「食べるだけで元気になれる源泉」という扱いに、なっているのである。

そのため人類は食べるだけでスタミナとなる食材や、または成分を探して来た。肉や根菜類に求め、もしくはハーブや薬味に求めた。体の冷えは機能の低下として、温める食材の吟味もして来た。ところがこういった方法論だけでスタミナが体につくのなら、特定の食材を食べ続ければ、誰もが日々を健朗に過ごせるはずなのである。

しかしそうではない。

スタミナをつけるためのある程度の法則性はあったとしても、本当につくかはやってみての出たこと勝負なのである。要するにスタミナ食という概念は、大きく失敗はしなくても、うまくいくかは分からないのである。

ただしいわゆるスタミナ食といわれるものを食べた後に、予定していた元気さを体感できるときがある。その実感から「自分はこれを食べ続ければスタミナがつく」ものと、期待しがちとなる。でも実際には毎回というわけにはいかない。

この違いは何なのか？

これこそが前項までにあげた「食」の真骨頂である「地道に堅実に毎日の生活の全般をこなし続ける」こと。により、自律神経の動作バランスがその日その時その瞬間にぴったり一致した上で、その一致の状態をより助長する要素としての、スタミナ食の摂取なのである。

つまり本来のスタミナの獲得には、自律神経のバランスの一致の上で、助長できる適切なスタミナ食があるといえる。万が一にも都合の良い栄養素が体に入り、いついかなる時にもそのまま活動エネルギーとして、元気をもたらせてくれるということは、絶対に無いのである。

この自律神経というものが、最も強く影響を受けるのが大気の変化であり、その次が飲食物である。「地道に堅実に毎日の生活の全般をこなし続ける」ことで、備わった勘だけが「冴え」の形で無意識に発揮される。その「食」としての成功例がスタミナなのである。

意識のどこかで気候を見定めながら、そして自身が行う毎日の所作の監視をしながら、偶発的とも言える自律神経のバランスの一致を体内に起こし、適切なスタミナ食のチョイスを行う。健朗な毎日こそ「冴え」を成功させている日常といえるのである。

しかしこれではスタミナの獲得が、行き当たりばったりにしかならない。その上で認識しておかなければならないことが1つある。それは健朗という状態は、大変に貴重なものであるということ。簡単に成し得ることはできず、かといって努力や金銭でどうにかできるものでは無いということ。

この貴重となってしまっている理由を知り、かつて赤道直下で進化をして、四季のある環境は不適合であるというこの身を理解しておくことこそ「地道に堅実に毎日の生活の全般をこなし続ける」を行える自覚となる。成し得ることは努力行動や金銭ではなく、我が身の性質を解っていることなのである。

我が身の性質とは生理学である。この生理学は現代医学のそれとは違う。医療従事者が専用する学問ではなく、生活実用に根ざした観点の一般的な見地によって、人体を理解していることといえる。例えばこの本のシリーズ、「冴え」との共生の1巻は、生活実用の見地から書いた。そしてこの2巻は医療転用に向けた生活実用からの応用である。万人への常なる健朗さを願ったことが執筆の始まりであったが、筆者本人が成し得るまでには遠く、より広範囲への伝達もまだまだ足りない。

さて、そもそも「精」とは、人体の本質ともいえる。生体エネルギーとは書いたが、経験則や人格や心身の性質もその範囲に入る。

例えば空腹を感じるのも、また口に物が入れば咀嚼して嚥下するのも、習ったから身に付くことではなく生まれつきの先天の機能である。大きな物音に反応するのも、熱いものに触れれば手を引くのも同様である。生体保持や危機回避の動作。命を守るために生まれつきに備わる働き。それを先天というのである。しかし生まれて育った環境に対して必要として育まれた能力。衣類や住居の扱いや飲食物への対処。風習や文化といったようなもの。それらは後天なのである。

先天は無条件反射で後天は条件反射ともいう。

特定の環境の中で過ごすことの蓄積や、訓練などで身につけたほぼ無自覚な動作が条件反射だが、生きるのに必要な働きとして、肉体は自動的に動作するのである。つまり獲得は後天ではあるが、意味合いは生体保持や危機回避なのである。

この条件反射を獲得する機能の応用が技能の習得といえる。日常において弛まぬ繰り返しの果てに、無自覚に身についた動作。後天や条件反射は慣れともいうが、例えば車の運転やスポーツ選手の競技がそうであり、職人の手仕事や楽器の演奏がそうである。

そういったことから人体における「精」とは、単に肉体への滋養ばかりではない。「スタミナ」よりも広い意味として生体保持や危機回避の反射動作を含む。自分自身の命を守り継続するために、先天か後天かは別として、自律的に行う動作。その行動特性の身の付きも、東洋医学は「精」の範疇に入れているのである。

そして特に後天的な動作は、日常における「常」が蓄積しての、身の奥からの発動である。つまり「常」の蓄積とは「地道に堅実に毎日の生活の全般をこなし続ける」であり、そこから起こる「気候と自律神経の動作の一致」が「身の奥からの発動」という反射である。

山村で暮らす老人が健脚であるように、数十年に渡る一つの暮らしが、不適合を適合にさせる条件反射の所作として、健脚という「精」を成立させているのである。

若いうちは体力があり適応力も高いため、季節の変わり目などでもダルさを感じずに過ごしてきた。近代以前の環境では、そんな若い頃から気候の変化に構え、自律神経を一致させる条件反射の「精」を育んできたのである。

21世紀を迎えた頃は、そんな地方の健脚老人の存在と、都市部の安定した居住環境の人々とで、長寿社会が出来上り人口も増加していた。

しかし現代人の日々の体調はどうであろうか?

肉体に決定的なダメージとなる体外影響は減ったものの、備えの概念を失った人体は、常に冷えノボせといった安定しない自律神経の乱れを負うこととなった。「スタミナ」という言葉は今でも残るが、滋養分が満ち足りているはずの現代人において、それでもまだ乱れを解消させる術が「スタミナをつける」なのである。

食品には成分以外の機能があり、自律神経は「気候と生理動作の一致」を常に筆頭におく。そのために人間が自覚を持って自愛する手法、それが「食」なのである。それには健朗へのための「食」の前段階として「地道に堅実に毎日の生活の全般をこなし続ける」がある。我々は気候の変化と日々の所作を認識し続け、「食」への「冴え」を発揮させて、「スタミナをつける」ものとしたい。

5章　東洋医学のエビデンス

人体とはどんな「活きモノ」なのか

この「冴えとの共生」という本はまずは1巻があり、そしてここで2巻の4章が終わり最終章に入る。全編を通じてくどいようであったが、人体と大気の関わりや、アフリカが発祥であると書いて来た。それら内容を1巻では観念的に、この2巻では現代医学的な具象性にと分けた。その上でこの2巻では出てこなかった言葉に、1巻では頻繁に使った「反応体」がある。赤道直下で進化した人体が、四季のある環境にはどのように対応しているのか。これら対処の様子をモデル化にした言葉であった。

この2巻で「反応体」という言葉を使わなかったのは、古典医学が伝えて来たものを現代医学的な観点で、つまり古典医学が捉えていた人体機構を今の言葉で記したかったからである。1巻は一般向けという想定があり、なのでおおまかな生理動作のイメージ立てとして、この「反応体」という言葉が便利であった。

ところで医学というのは専門の学校に入って習得するものであるが、そうすることで学問としての基礎も応用も医療従事者が占有してしまう。しかし人は平等に体を持ち、肉体があることで生を営む。基礎医学を人の体の機構とするならば、病気を治す手立ては知らなくとも、日々を営む上での体の働きを知ることは誰にでも必要と思う。

いずれを踏まえて1巻では、人体の動作の様相を観念として書く代わりに「反応体」というモデル化した言葉を用いた。この「反応体」が伝える仮装動作を、2巻で試みた「古典医学を今の医学での論法」で、解説したい。つまり1巻で伝えた「おおまかな生理動作のイメージ立て」の分解を行う。それはその解説によって、我々がどんな「活きモノ」かが、より認識しやすくなると思うからである。人がどんな「活きモノ」かの基盤としては、哺乳類であること、知的活動を行うこと、進化発祥と現在の生活環境が違うことがあげられる。

哺乳類であることで恒温動物と定義され、体温というものを自発する生理となる。そして知的活動が伴う我々の生活は、発達した大脳の影響下にあるといえる。

環境に適合するための肉体動作としての発熱と、自然環境とは別にある社会の中での活動による発熱。体内を恒に同じ温度でとデフォルトされた「活きモノ」でありながら、その温度設定はいくつかのバインドを経由して小刻みな決定の連続となる。

1巻ではその決定した連続のおおまかな様相の把握として、この「反応体」というモデルを使ったのである。

「反応体」＝「発熱体」と考えても良い。ただ闇雲に熱を作るのではなく、状況に対応してその熱量を調整することから、ネーミングを「反応体」としたのである。

「反応体」が起こす発熱の状況には、まずはその単体での動作があり、その上で複数の発働がある。体温の産生は外気温に対してであるが、秒単位での変化と年間を通じた変化で「反応体」の対処の在り方が違う。

年間でいうと夏は暑いために、体温の産生を必要とはしない。そのため「反応体」の発働数は少数となる。１巻で使った例えでは、全身には百の「反応体」があるとして、夏場では十ほどしか発働していない。その十とは生体活動としての最低限であり、発働している個体の動作量で夏場の微細な温度の変化量に対応している。

逆に未発働は九十となる。この九十の未発働は生体の余裕分となる。本来の人体が適正する環境は赤道周辺であったが、夏はこの環境に類似している。環境が生体に、これだけの余裕分を持せることを適合というのである。

そのうえで肉体が安静時の個々の「反応体」の動作量は、どんな季節でも同じであると定義している。真冬の極寒の地では九十ほどに発働数を増やして肉体の恒温を守っているが、個々の動作量は必要最低限にとどめられ、外部変化や運動や思考などの体内活動へのゆとりを残す。

この「反応体」という働きは、哺乳類であることによる進化以前からの持ち越しと考えている。つまり外環境と肉体運動に対する生体活動のモデル化である。

適合地であれば百のうちの十ほどの発働でよく、その発働中の動作によって大気の温度や気圧や湿度と、通常範囲の肉体運動に対応していた。そして平常であれば日ごとの睡眠時に発働する十を入れ替え、気象の変動や肉体の運動量が過多ならば1日のうちの休息時に何度か発働する十を入れ替えて、体内活動を維持するのである。

進化が進み霊長類の段階で高い知能を持った人類は、発働；十　に対して　未発働；九十　の余裕分にいつしか可能性を見出して、生活域を広めて行った。しかしこの余裕分の切り崩しが不適合への歩みとなり、我々ホモ・サピエンスが抱える特有の病気の始まりとなったのである。

「余裕分の切り崩し」とは、つまり人類が発祥の地に居たなら、1日に十の「反応体」を使うのみであった。残りの九十は休息となり、十日間かけて一巡する。これが余裕分である。ところが居住の地を北上させることの寒さで発働数を増やし、気象の変化や慌ただしい所用で、日に何度も入れ替えることとさえ起こるのである。人体は相当に過酷な環境でも順応していく。高まった知能が自らの順応性を発見したことでグレートジャーニーは始まったが、それは「反応体」の酷使となった。十日に一度だけ働いていた「反応体」のインターバルは短くなって、不充分な休養のままで発働を迎える。これが切り崩しである。

恒温を守る人体は環境変化に対して「反応体」の発働数で対処する。そして「反応体」の個体の動作量は、定量であることが原則となる。しかし瞬時の、もしくは一週間程度の変化は発働数ではなく動作量の増減で対応する。「反応体」の動作量が定量を超えると、人体は疲れや辛さを感じる。この苦痛感が頻繁になることが、発働数を増やすきっかけとなる。環境や状況に「反応体」の発働数が合わせられると動作量は定量へと戻り、苦痛は消えて「慣れ」となるのである。

「反応体」は人体の恒温のための発熱体である。休養が不充分なままの働きでは、恒温がひいてはホメオスタシスが不安定となる。自律神経が環境順応のために、発熱量と水分量をコントロールした様相のモデル化が「反応体」なのである。

そしてたいした疲労もストレスもなく発働数が十で居られることが、適応なのである。「慣れ」が必要になるとは、そこには余分な疲労やストレスがあったということであり、無理に増やした発働数に、動作量が常に定量を超える状況にあるということである。

赤道直下では体験しなかった気象の変化と気候の推移。その変化に対処し続ける生活手段の数々。変化する環境への認識と対応は他者とのつながりを強くし、共同体は社会化してモラルや秩序といった気遣いが暮らしを占める。

そんな常なる環境の変化に肉体と頭脳の過使用。こうした「反応体」の発働数を決定するバインドは、常に煩雑を極めるのである。本来は赤道直下の生物であった人類が、四季のある温帯を選び、文明によって対処の範囲を広げた。それは「反応体」の余裕分で可能ではあったが、しかし常に自律神経の不安定さとして「反応体」の発働数を変えていくものとなる。この環境に対する不適合を、知力と対処で適合と装う。それが人という「活きモノ」の体なのである。

脳機能と「反応体」

この本の1章の書き出しで、難経の四十七難を解説した。解説の筋道として、こむら返りを例に使った。ただ本来の四十七難の内容は、顔が寒冷地でむき出しでも平気だということと、その理由として陽の経絡の集合で顔の保温が成されるというものである。この顔に温度が集まるとする理由を、頭蓋骨内部の構造での排熱機構と、呼吸や筋肉の発熱の関連として解説した。

この関連とは脳の温度と筋肉の発熱であるが、睡眠中の吸気が副鼻腔内部で脳の生理熱を奪う。そのことでの低下するであろう体温の補正である。

補正とは発熱のための、筋肉へ収縮司令である。睡眠とは意志や思考をする大脳の休息であり、自律神経の中枢である脳幹は生涯において不眠不休である。眠っていても全身の情報が脳幹に集まり、その処理と司令の分配に追われる。人体は指令を受けることによって、寝返りを打ち、呼吸の深さが変わるのである。

1章の初めの項目で解説したように、脳は三十七度の恒温以外を許さず、脳幹はその温度変化の監視を怠らない。脳内には三十七度の血液が常に流れ込むが、頭蓋骨の内にある脳は、密閉状態にある。さらに脳にも動作があるために、生理熱を発生する。それらのことから温度上昇を抑えるための排熱構造として、頭蓋骨の内部が構造されている。人の睡眠時は大脳も眠っているので、大脳の発熱も低下する。しかし脳幹は睡眠時の大脳の産熱低下を忘れ、吸い込んだ空気が副鼻腔の内壁に干渉して、急な体温低下が起こったと判断してしまうのである。

「反応体」への中枢は脳幹である。脳幹の判断で「反応体」の動作量も発働数も変わる。睡眠中に体温は大脳を休ませるために少々下がるのだが、それによって「反応体」の発働数は極限まで減る。減ることが肉体の休息にはなるが、減ったことの最低限の体温保持として、人類は寝具を使うのである。

この寝具というものは、特に温帯以北の地域では重要である。寝ている間に体温が下がり過ぎるからである。今でこそ我々は住居にも器具にも寝具にも恵まれているが、近代以前の粗末な生活環境であれば、寒さはアフリカ発祥の体のホメオスタシスを脅かす。だからこそ脳幹は、監視を強化した。この監視の強化の一つが、1章で記した「脳幹は予想する」である。

なぜ予想をするのかといえば、干渉を受けてからでは生理動作が、対処に間に合わないからである。寝ているときなど体温が下がり過ぎれば、正常温度まではなかなか戻せない。そういった場合に吸い込んだ空気で体温がこれから下がると判断した脳幹は、急激に産熱する司令を全身の筋肉に出してしまうのである。これが活動時などの通常ならば、各筋肉の状態に応じた司令が出せる。しかし睡眠時の低下した状態からの発熱司令は、一部の疲労の残る筋繊維にとっては一気に収縮するものとなり、結果その一気の収縮はこむら返りとなるのである。

このことを「反応体」で現すなら、減った発働数のまま動作量だけを急激に上げた状態である。

人体が症状を発する。これは人体の生理がなんらかの理由によって、特殊な動きをしたことによる。こむら返りもその一例である。人体が熱帯から温帯へと移り住んだことで、ホメオスタシスを安定させるため季節の変化に「反応体」の発働数を対応させた。気候に応じて発働数を増減させて、生体そのものの負担を軽減させる。そして急な対処には動作量で処置をする。特に動作量の上昇は生体への負担が増加する。つまり人体各器官の機能の亢進となって、炎症や発熱、分泌物の増量や筋肉の過収縮という症状の発現となるのである。

東洋医学で言えばこれらは三焦と脾臓の働きによるものであるが、人体の状態としては自律神経による体内水分量をベースにした機能の発動となる。気候による寒さに「反応体」の発働数を合わせていても、さらに肉体を冷やす状況があれば慌てて動作量を上げて対処する。これは器官組織の機能の亢進を現すものであり、その寒さでの体内水分の量では冷えてしまうため、個々の「反応体」の発働数を上げて、つまり器官組織の機能を亢進させて、恒温の維持を図るのである。

この様相が一瞬程度なら気候への体内状態は継続される。しかししばらく続いたり何度か起こるようなら「反応体」の発働数を増やして、動作量を正常に戻すことで症状は治まる。要するに自律神経が体内水分量を減らして、器官組織の機能を下げたのである。

「反応体」の発働数を増やし、動作量を下げる。自律神経が体内水分量を減らして外気からの干渉を防ぎ、器官組織の機能の亢進を抑える。生体が外気の干渉を受ける負荷と、人体の器官組織が機能を亢進させることでの負荷の二つを、同時に軽減できるのである。

この負荷の回避が「脳幹は予想する」の目的なのである。その方法論として、あえて一旦「反応体」の動作量を上昇させる。つまり器官組織の機能を亢進させる形をとって、生体が干渉を受けている状況を探るのである。その干渉が瞬間的なものならば、寒気がしたり節々が痛んだり、くしゃみや鼻水などの症状が出ても少しすれば治まる。こむら返りもその一つである。干渉量よりも余分に「反応体」の動作量を上昇させて、その干渉が瞬間なのか継続なのかの様子を診るのである。それが「予想」としての作業なのである。そしてもしその干渉が継続するならば「反応体」の発働数を増やして、つまり体内水分量を減らして二つの負荷の軽減対策を、早急に配備するのである。

こういった外気の干渉や体内動作の一連を、脳幹は求心情報として監視する。監視から判別をして結論を出し、全身の各器官に適切であろう動作司令を遠心する。こういった脳幹の作業の全体を植物性動作といい、人の意思もしくは大脳の働きは関与しない。脳幹を中心にした求心と遠心の、神経伝達による命を営み続ける体内動作。ところが大脳は体外である社会性にのみに特化した肉体動作を、意志と行動として強硬するのである。だからせっかくの「脳幹は予想する」も、大脳がもたらす強硬によって、台無しになってしまう場面が人の生き方には少なからず存在する。脳幹の命を営む体内動作。しかしそれに反した大脳の強硬が、多くの病気の原因になっているのである。

「脳幹は予想する」。その「予想」の作業として、干渉量よりも余分に上昇させた「反応体」の動作量。これは肉体が受けた干渉が瞬間なのか継続なのか、その様子を診るためである。しかし大脳の強硬関与によって余分とした状態が過剰となり、もしくは逆に足りない場合となって、その余分は脳幹として想定外の肉体負荷になる。つまり「予想」としては干渉量をやや余分に上昇させた対応であったが、大脳が行った肉体への意思や行動で、生理的には状況不和となってしまったのである。「予想」とは脳の恒温を守るための脳幹の想定作業であるが、その作業を脳の大部分を占める大脳が乱すのである。乱した結果、間違えて発働数を変えることになり、この間違えたままの発働数の設定が、気候に対して恒温を不安定にさせる。

恒温動物にとって体温の不安定さは、ホメオスタシスの乱れとなる。よって大脳による行動と脳幹の働きの食い違いは、人体のほとんどの病の原因になるといえる。そしてこの大脳によって引き起こされた状況不和で、大脳と腕との共有血流が乱れ、その様相が橈骨動脈拍動部に現れて、脈診の対象となるのである。

脳幹と大脳の食い違いー1。命の運営と社会生活

人体は脳幹による命の運営で生きている。

そして大脳の働きによって、人間は社会生活をする。

そもそもの大脳の働きとは思考と感情である。思考は外のものを理解して受け入れ、感情は受け入れたものを区別する。この働きで人は自分が所属している世界を探り、その世界での在り方を模索する。

さらに大脳は人に空想をさせる。人は常に幸福を願うし、健康や快適さを思う。そのうえで所属する世界での、健全な立ち位置を想定し続ける。個人としてこうでありたいという願望と、社会の中ではこうでありたいという要望。それにその個人に備わった体質という内環境と、社会の性質や気象状況といった外環境。二重のバインドを常に意識し続ける大脳の思考活動。この二重のバインドへの思考活動を、我々は「悩み」と呼んでいる。

では「悩み」とは何か。悩みとは結論の出ない、結果の出ていない物事への絶

えない思考である。それはただ思い描くに過ぎないが、絶えない思考は空想へと繋がる。ただその空想という行為には二種類がある。自己が中心となる妄想と、自分からかけ離れたことを思い描く想像である。

自分からかけ離れたことを思い描くには、観察して情報を収集し分析する。分析結果から状況の想定までの一連が想像である。対して妄想は欲望と感情の産物である。

人間は空想を、妄想と想像の混ざった状態で行う。この空想を如何に想像側に寄せられるか。その寄せようとする精神的な努力を、人は思考をしていると意識するのである。

そのため思考の度合いが多いほど冷静、感情の突出が強いほど興奮とみなされる。ただし考えが過ぎて的外れになることもあるし、インスピレーションが真実を見出すこともある。

社会を形成し生活し活動する人間にとって、活きて行くことの中心は大脳の働きである。そして活きて行くとなると、目前の事象にのみ反射的な対処をするわけにはいかない。常に先々の事象を想定し、何かしらの事前準備を施す。大脳はそのための配慮や予見や計画をしているし、想定に対する決断をして意志を持って実行へと繋げる。

ただし大脳には、欲望や感情という働きもある。欲望や感情によって欲求を作る。その欲求は意志を外へと向けて、思考をする元となる。内なる欲求と外の状況。思考は内外を行き来して、大脳の本質である精神を形成しているのである。

大脳は意識を作り精神活動を行う。精神活動とは思考、記憶、感情、欲望、想像、分析、理解、共感、想定、予見、意志そしてひらめき。これらが自身の肉体を動かし、行動して発言をする。そういった人間として活きること。それらを生かしているのが、命の運営という支えである。そしてその支えている命の運営を起こしているもの、それが脳幹である。

脳幹はこれまで書いてきた通り、外環境の変化に対応すべく自律神経の中枢として、体内動作の監視と司令を行う。それが命の運営となる。寒さを受ければ脳幹は、体温を作るために様々な対応を起こす。毛穴や筋肉の収縮。発熱のためのカロリー。そのカロリーのための摂取の準備。摂取の為の胃酸の分泌や消化器官の動き。必要箇所への血流の分配。状況に応じた優先順位の選別。外環境が干渉する時間とその強さはどれだけかという予想。命は一瞬々々のそういった干渉に対して、常に動き続けているのである。この働きで人体は生きているのであるが、これでは人が行動せずにただ横たわったまま、暑さ寒さに晒されているだけの場合である。脳幹の本来の働きは、肉体機能を利用して脳を守ること。そして脳幹が対処する干渉は、外気温ばかりではない。

ただ外気であれば湿度や気圧があり、湿度は高低で毛穴の開閉が変わる。気圧は動脈の内径を変えるが、気温が下がれば気圧は上がる傾向があり、血流や機能状況が背反して、脳幹の司令は煩雑する。肉体が全く運動をしていない状態を仮想したとしても、単に機能の上げ下げだけの命の運営というわけにはいかない。

また肉体の内部動作だけでもカロリーは必要であり、そのカロリーの為には摂取の動作が必要であり、摂取の為には飲食物を確保する行動が必要であり、我々のこの文明の社会では、安定的な飲食物の確保として、生活者には踏まえなければならない秩序というものがある。

この項のタイトルである「命の運営と社会生活」。

人体は大自然に身を置き、その中で脳幹は命の運営をする。人間は大脳によって大自然に文明を起こし、安定的な社会生活をする。

本来はアフリカの生き物であった人間が、不適合の温帯域で暮らすことで受ける環境からの背反。しかし十数万年ともいわれる歳月によって、移り行く環境に対して予想する能力を身に着けた。

大脳と脳幹は互いが単独に動作するものではない。脳幹による命の運営の上で、大脳による肉体運動で社会活動をし、その活動様相をフィードバックデータとして、脳幹は人という外の動きと人体という中の動きの歩調整理をする。その事前として、予想を行う。

しかし社会環境というものは一人ひとりが違う。さらに活動様相のフィードバックデータは、生まれながらのものではない。脳幹は四季のある自然環境を元にして、生まれ育った社会機構や風習の中から体験したデータを受け取り続け、予想の確度を育てているのである。

そして脳幹と大脳の相互交流には、中継する器官がある。大脳基底核である。実は予想は、大脳基底核が行なっている。

例えば人が活きる上での後天的な肉体動作。日常的な癖や習慣、車の運転、スポーツでのプレイ、手技や工芸の熟達。条件反射といわれる生活中の数々の動作は、この大脳基底核が受け持っている。

ホメオスタシスが脅かされないための働きである自律神経。その自律神経の中枢である脳幹は、外気の変化が肉体に干渉することへの対応を、デフォルトとして備える。ただそのデフォルトは、進化発祥した地での設定である。だから居住地が変わり環境条件も変われば、その干渉への対応も上書きされる。この上書きを担う器官が大脳基底核である。一人の人生での慣れというのはこの上書きであるし、新しい地での居住が何代も続くなら、新しい世代には先代の慣れが、ほぼデフォルトの形で身に着くようになっている。

そのうえで大脳は、本来デフォルトではないこの上書き設定の定着に、生活風習というベースパターンを編み出した。それが伝統文化である。つまり伝統とは、そこに住む人々の、ホメオスタシスの安定も担っているのである。

しかし時が進めば気候が変化し、人の生き方と共に社会も変わる。また文明が進展するにつれて、社会での生活がより複雑になる。それでも脳幹と大脳基底核の連携は、ホメオスタシスの安定のためにベストなチョイスを務める。そんなときの気象の変化が激しくなったことでの求心情報の多量化と、複雑な社会に活き悩みや妄想も含む大脳からの上位司令。条件反射の中枢である大脳基底核は、大脳の意図による肉体操作にその働きを押さえられ、多量化した求心情報に奔走する脳幹は、予想と違う大脳の介入に判断を乱し、自律神経の安定を落としてしまうのである。

この大脳と大脳基底核と脳幹の外的内的な連携の乱れが、前の項での「現代人の大部分の病の原因」の、具体的な状況となるのである。

脳幹と大脳の食い違いー2。治癒と医療

東洋医学には六淫、七情、七神という言葉がある。

六淫は風・熱・湿・燥・寒・火。外環境からの害益の区分。

七情は怒・喜・思・憂・悲・驚・恐。感情による害益の区分。

七神は魂・神・意・知・魄・精・志。人体生理の機能区分である。

六淫と七情は適切ならば健やかだが、不適切なら内因、外因とか、外感、内傷などと分類され、病理的な側面で語られることが多い。東洋医学の大部分は生理学であり、またその生理学を中心にした人体機構である。そのうえで「邪」とい

う名前での病理があるが、その病理への対処は虚実補瀉という方法論の一択である。どちらかといえば原典などは、病理内容を区分するための診察法の展開に、多くの項目を割いている。

しかしその細かく分類された診察内容から、特定の治療展開が導き出されることはない。あくまでも対大自然と人体を基調とした生理学であり、そこから病性を見出すための診察学というのが東洋医学である。

では治療はどうするのか?あらゆる医学の目的は治療であるから、鍼や灸、手技や湯液といったこの医学としての治療手段はある。しかし現代医学のように国の指導とアカデミズムを中心とした、全体の統制はない。どちらかといえば治療の確立は、個々の現場で成されているのがこの医学の特徴といえるのである。

ただし治癒への法則として「母補子瀉」「東実西虚、瀉南補北」という言葉がある。この言葉の解釈と原典全体を覆う生理学への理解をもとに、あらゆる病状には個々の施術者の、現場での対応となるのである。

この時点でのこの項は「脳幹と大脳の食い違い」というテーマに入っての二つ目である。六淫、七情、七神を生理学として、また病理学寄りに、1章からここまでの書き方で説明するなら、六淫は脳幹が外から受け取る情報であり、七情は大脳の状態と大脳基底核と脳幹の働きを侵害する体内ノイズであり、七神は大脳基底核と脳幹の連携とその司令ではないかと考えている。六淫と七情が内因外因や外感内傷という区分で診察されたとき、大脳と大脳基底核と脳幹の連携が、外的もしくは内的な理由で、乱れているのである。

この医学の診察学としては乱れの時点で病となるが、ただし治療の必要は症状があるときとなってしまう。無自覚で健康を自認している人に無理な診察を強要して、治療の必要性を訴えるわけにはいかない。あくまでも治療のためには患者サイドに主訴があり、施術者サイドには経過をたどって目的を自覚した、治癒状態に至るまでの認識がなければならない。

しかし治療には自覚症状が必要といっても、病の起こりは大脳と大脳基底核と脳幹の連携の乱れである。連携の乱れから自律神経への司令が不的確となる。不的確な司令を受けた末端の器官は、対応しなければならない処置への充分な働きとはならない。その末端器官の不充分な働きが症状となり、人は初めて病であることを自認するのである。

一般的に治療とは、症状の消滅を目指すものである。咳が出たなら止める、熱が出たなら下げる。節々痛みや倦怠感、鼻水や発汗。末端器官の不充分な働きが起こすこれらの状態。自律神経の司令と末端器官の組織の動作が、体が晒されている状態と合っていない。合っていないために起こる末端組織の働きの過剰、もしくは不足。その過不足からの細胞の動作が症状である。

この過不足であるが、実際には細胞組織の動作に対しての血流の過不足である。3章で記したが、皮膚が受けた外部情報への対応は、条件反射的に脊椎が各箇所に遠心する。そしてその後に脳幹が分配した血流が、それぞれの組織の細胞一つ々々に送られる。脊髄反射の動作司令は個々の反射中枢と末端組織であるが、脳幹の血流分配の司令は、全体を均衡させたうえでのそれぞれの箇所なのである。

組織や細胞の実際の仕事量に対して、この二重司令のズレによって起こる、血流による酸素や滋養の供給量の多かったり少なかったりが、末端組織の動作の過不足なのである。その時々の外部状況に前線現場の器官や組織や細胞は、何とか働いてホメオスタシスを守るが、必要な仕事量には達しない。結果、血流が多すぎれば炎症となり、それは急性症となり、少なければ機能不全となり、それは慢性症となり、慢性がさらに続けば組織や細胞の壊死へとつながっていく。

症状というのは基本的には炎症時に多い。治療と称されるものの多くは、血流過多で細胞から吐き出された物質に、化学的分類をして炎症起因と定義して、薬理的な中和で症状軽減を図っているものといえる。それは鍼や灸や手技での局所への施術も、同じ道理である。細胞から吐き出された炎症起因物質は、発痛物質として神経を刺激する。この刺激への緩和でさらに血流は促進されて、除去のための働きが起こる。しかし血流の促進で炎症は継続されてしまうので、外的対応としての中和剤や、局所施術としての技術が必要となるのである。

この中和に対する行為が治療である。しかし治癒ではない。治癒とは脳幹と大脳の食い違いが、解消された状態をいう。対して、症状への人為的な処置が治療である。傷病は様々であり、人間も様々であり、一人の人間でも状態は様々である。もし原典に固定的な治療の記載があったなら、医療現場での柔軟性を欠いてしまう。そのため太古の医家達は具体的な治療法の記載を避け、治癒の法則性のみを原典に残したのである。

翻れば我々は、炎症起因物質の中和法則を科学として、治療のエビデンスとしている。それは研究・教育機関での鍼灸、手技の妥当性もその道理に従うものである。病気とは言えない日々の不調への対応手段を含めて、科学性を問われるものが昨今の医療である。当然ながら必要なものは症状の軽減であり、東洋医学の診察法で体の不具合を見つけたとしても、自覚症状がなければ医療の対象にはならない。逆に科学の名のもとに高度医療の器具で見つかれば、症状の有無とは別に治療の開始となるのである。

しかし現代科学を持ってしても「脳幹と大脳の食い違い」は、判別できないのが現状である。この段階を早期発見として東洋医学の治療が介入できたなら、莫大な医療費の軽減と延命が見込まれるものと確信している。

脳幹と大脳の食い違いー3。飽食と病気

食べたいもの、食べられるもの、食べなければいけないもの。

「食」とは養分を摂取し、味覚を楽しみ、他者との食卓の共有をする。

「食」は滋養を求める行為であるが、その求めを起こすのは食欲である。本来は命を支える三大欲求であり、従うことで生命の維持となるものであった。しかしこの飽食の時代にあって食欲は、健康を損なう要素を多く内包している。

よく食べたいものは体が要求しているという。しかしそれは貧食時代から、持ち越している認識観であるといっていい。いくら食べても尽きない甘いものへ

の要求や、飲酒を四六時中に欲求しているようなら、それは病気なのである。病気としての異常食欲には、食卓を他者と共有する機会の少ないケースが多い。一人暮らしにおける「食」での健康管理の難しさである。

飽食とは飽きた食と書く。満ち足りが過剰となって、大切さを失った状態である。いつでも食べたいものがいくらでもあるうえに、食べなくてもいいという選択肢さえあって、溢れ返る食材が生産されながら、必ずしもそれらが人の口に入るわけではないのである。それは飽食という言葉の別の側面を、増え続ける生ゴミが受け持っている。

ただ「もったいない」という国際語を編み出した我々だが、闇雲に食べ物を捨てているとは考えられない。一つには我々の家庭での、調理時間の長さがある。食卓に並ぶ料理の大部分が手作りなため、調理過程でのゴミが出てしまう。もう一つが近年の社会衛生の変化で、それまで地方では土に埋めたり燃やしたりしていた生ゴミや庭木の伐採物が、ゴミとして出されるようになった状況がある。

また一言で生ゴミというが、燃えるごみとして一括りに出されるために、統計的には燃えるごみの増加からの予想判断として、食べ物の廃棄も増えていると言われていると考えられる。そのうえでネット販売などで増えた宅配物の梱包材は、燃えるごみの無視できない増加だと実感する昨今である。

つまり必ずしも食べ物ばかりが、無駄に棄てられているわけではない。我々の食べ物を大切にする気持ちは、どんなに社会が豊かになろうと、失われないと考えている。だからかといって毎度々々無闇にたくさん作り、捨てないように食べきっているというのも考えづらい。毎日ならば自ずと、適量というのは把握できるからである。つまり飽食とはいうが、それは量の多さではないのである。

ということは食べることが健康を損なっているというなら、量ではなく内容と考えられる。それは飽食によって健康を損なうものばかりを、食べるようになってしまったのか？では、良くないとはどういうことか？仮に良くないものがあったとして、なぜそれを食べているのか？

飽食という単語は、戦時中などの物資の不足の経験があったからこそ、生まれた言葉である。常に周囲に食べ物があって、それが選り取りな状態。例えば戦時経験者はそれが特殊であるからと、品性や慎みといった警告も含めて、この言葉を当てがった。そして言葉の始まりは、おそらく量だったのである。そのため「飽食」＝「大量消費」という基礎概念があると考えられる。

だが物資の不足の経験がない世代にとって、充分以上の量があるというのは特殊なことではない。どちらかといえばその中から、選ぶことの個人差が特殊となる。飽食が引き起こした最初の病気は、アルコール性のものであったであろう。戦争中に受けた心の傷にもなろうというストレス。徐々に手に入れやすくなっている酒類に、度を越して飛びついた者が少なくなかったというのは、考えに易い。つまり飽食の最初の病原は、まずは量でありその上で内容だったのである。

そして社会に物の豊富さが拡まるに従って、量では控えられる人であっても、内容で病む人が増えて行く。一個人の医療従事者の見識でいえば、内容で病む疾患の最たるものが、アレルギーなどの免疫性疾患と癌だと考えている。この考えは社会にもあって、だからこそ「発癌性物質」や「アレルゲン」などの言葉があり、食品添加物という括りで加工食品への安全性が図られている。

では食べることで病む原因は加工食品なのか？それとも食べるようになったものが加工食品であり、その中の食品添加物に「発癌性物質」や「アレルゲン」があることが良くないのか？

確かに「発癌性物質」や「アレルゲン」があることは良くはない。それは科学的に病原であると認められているからで、認定に伴って規制品目は年々増え、使用表示の義務も厳しい昨今なのである。

そして今では健康志向という言葉も定着して、むしろ生活者の義務のようになっている。健康情報が氾濫し、飽食の時代らしく健康補助食品も豊富である。

健康を志向するという意識の裏側には、病気に対する恐怖心がある。生きるものとして当然の心理ではあるが、しかし健康を維持する方法論に固執する傾向も伺い知れる。その固執するストレスも健康被害の要因のように思うが、そういったことを別としても、健康に気を配っていた人が病気になるケースは確実にある。つまり健康に気を配っていた人が病む原因を考える前に、食品添加物だけが病原ではないという現実なのである。

例えば山里に暮らす人にアレルギーが少ないという現状がある。しかし癌の発病は一定数存在する。現代社会にあって文明庇護から最も遠いと想定できる環境であるが、それでも癌の発症があるのは、体質的な原因であるものと考えられる。

つまり健康志向だといっても病が起こるのは体質である。原因が体質としたなら、それでは医療の立つ瀬はない。どんなに手を焼いても起きてしまうからである。ただし原因に対して助長要因というものはある。何らかの発病の原因を抱える体質があって、その発病をより起こしやすくするものである。その助長要因の多くは環境であるし、状況である。その中を占めるものとして、食べるもののウエイトは大きい。だから健康志向という振る舞いは、病を起こりにくくするのではなく、できるだけ起こりやすさを除外する努力なのである。言ってしまえば体に良い食べ物などはない。あるのは普通のものと、良くないものだけなのである。もし五十歳で癌を発病する体質だったとして、人は生活習慣で四十歳に早めてしまうことはある。その早まりを抑えられる努力の一つに、食べ物への選別がある。そしてその選別の正誤は、大脳の嗜好と思考によって決定されるのである。

脳幹と大脳の食い違い—4。食欲と滋養

大脳の嗜好と思考による選別と決定。それが「食べたいもの」「食べられるもの」「食べなければいけないもの」という区分を作り出す。

食物の本来は狩猟採集で得るものであり、それは「食べるもの」だけであった。しかし多数の人間が、大脳を使って時間をかけて築き上げた文明によって、衣食住に細かい選択肢を持ったのである。その中の「食」に対する大脳の働きかけが、食べたいもの＝欲、食べられるもの＝感情、食べなければいけないもの＝意思

なのである。

大脳は全身がリラックスすることで、適温適量の血液が絶え間なく送られてくることを好む。おそらくその様相は、生命の維持が最も安定した状態だからである。そのため大脳は、好きなもので満ち足りているときにもリラックスをするので、生命の維持が最も安定した状態という錯覚を起こす。

ただ全てが錯覚ではなく、正しいときもある。例えば気の合う人たちと談笑しながら、軽い飲食などをしているときである。生命への危険が無く身も心もリラックスして、食べたいものが好きなように食べられる。こういった満ち足りた、安定した生命維持の状態を欲することが「欲」である。そしてその欲が「食」に向けば、それが「食べたいもの」という区分になる。そしてこの区分は錯覚から起こる。錯覚ではなかなか「満ち足り」を実感する機会は少ないため、「食」を代用として手軽なアルコールや甘味を口にしたり、中にはドラッグなどで「満ち足り」の代替えをする。飽食の特徴は選り取りの食べ物が、気軽にいくらでも手に入ることである。気軽な「食」に向いた錯覚は、悦楽として偏りと過剰が常態化し肉体を蝕んでいく。肉体の状況を無視した、大脳の暴走行為といえる。

「食」を代用にした仮の「満ち足り」感というものは、人の営みとしては当たり前の範疇である。ただそれが偏ったり過剰であったりするため、体に対する安全性の判断が必要となる。そうなるとまずは、体にとっての毒性や加害性はどうなのか?そのうえで清潔か?新鮮か?そして自分のものでなければ迂闊には食べられないが、そういった社会性はどうか?

食欲を満たすには、様々な知識や常識のバイアスがある。これらをクリアしてやっと口に届く「食べられる」という喜び。これが「満ち足り」感への感情となる。この感情を満たし続けたいと望む人は、「食べたいもの」だけを際限なく手に入れて食べてしまう。こうやって大脳という高次中枢が肉体を蝕むのである。

そのため高次中枢は高次中枢なりに自己への抑制を働きかける。それが意思である。欲や感情をある程度に満たしつつ、肉体を蝕まないバランス。その条件にあったものが「食べなければいけないもの」なのである。

食欲は、生命の維持として肉体の滋養を基準に発動される。しかし食欲の満たし方は大脳が受け持つところとなる。何かが食べたいと思う自由は、飽食の時代の象徴のように言われるが、本来は体が必要として発するものであった。

かつて文明の庇護などはない狩猟採集の生活。しかしそれはただ採ったものを食べるのではなく、調理し保存し分け合い交換する社会であった。つまり人の食生活は原始の時代から、ある程度の選択の自由があったのである。そのうえで自然の運行と生活様式が合致していた。採れて食卓に並んだものはそのまま「食べたいもの」だったのである。大自然の運行の中にあった生活は、肉体が発する食欲がそのまま「食べたいもの」となって、そのときの体に必要な滋養となったのである。

そんな何万年も前から続いていた食習慣に、近年になって狂いが生じる。本来の「食べたいもの」とは生命の維持として、肉体の滋養に必要な感覚であった。

ところが脳の純粋栄養である糖分の供給が過多となり、そのことを大脳が安定した生命維持の状態という錯覚をした。要求であるはずの食べたいという感覚が飽食によって、欲求という大脳のみの悦楽へと変わったのである。

だから我々は「食べたいもの」＝「体が欲しているもの」という勘違いのまま欲求に負けて、飽食を貪って生活習慣病に陥る。これが「食」による、脳幹と大脳の食い違いである。脳幹はその時々の肉体状況に準じ、大脳は必要よりも悦楽に負ける。

ではその「時々の肉体状況に準じた必要」なものとは何か？

それは「精」になるもの。4章の「食」の「スタミナ」とは？で書いた肉体の日々の営みを支える活動源である。実は「精」になりさえすれば、それが砂糖や油やアルコール、加工食品であっても、それが偏ったり過剰であっても構わないのである。

一つには大脳の悦楽を含めた食欲を満たすもの。もう一つが肉体の滋養に消費されるもの。そしてさらには、できるだけ寿命を縮めないもの。これが「精」になりうる条件といえる。

こう言ったことは食べる前にどうやって分かるのか?

実は、体に入ってみないと分からない。

ただ人類社会の経験値として、糖分や油脂やアルコール、加工食品。これがさらに偏ったり過剰であれば、体を蝕む可能性は高いと知り、そして一般認識ともなっているから、できるだけ避けたほうがいいと解る。言ってしまえば「食べられるもの」への認識は、ただこれだけで充分なのである。

ところが疲れたりストレスに晒されれば、甘いものや酒類は欲しくなり、加工食品で手軽に食事を済ませたい。そして甘いものも酒類も加工食品も、手近に有るのが当たり前なのである。ここが狩猟採集とは違う現代であり、飽食という言葉で戒める現代病の起源ともいえる。

なぜ体に入ってみないと分からないのか?それはその時々の肉体の状況が読め

ないからである。逆に読めれば大脳の欲求と脳幹の要求の擦り合わせができる。そう言ったことへの東洋医学の応用として、三陰三陽という考え方がある。三陰は太陰、少陰、厥陰。これは体内活動である。三陽は太陽、少陽、陽明。これは体外表明である。太陰と陽明、少陰と太陽、厥陰と少陽が、組み合わせとなる。三陰の太陰は体内に取り入れる機能、少陰は生きるために元々体に備わっている基本機能、厥陰は取り入れたものを消費する活動機能。三陽の太陽は人体の後面、少陽は側面、陽明は前面である。

そして組み合わせから取り入れの様子は前面に、基本機能は後面に、それら前面と後面に挟まれた側面には消費の様子が反映される。こういった体表各面で体内活動の現れをモニターとして観察し、その時々の肉体の状況を把握するのである。この法則にエビデンスなどはない。あるのは数千年の叡智と経験の集積である。この法則を使って体内状況を探り、いま「食べたいもの」は適切なのか、ダルさを感じるが休んだほうがいいのか、それとも動いているうちに解消されるのか。つまり体内状況を知ることで次への行動が予知できるのである。

現代の科学でも予想はする。天気や地震や疫病などに予報として貢献し、もしくは予防という行動の指標となる。ところが予知と言ってしまうと一気にオカルトの香りが漂うものとなる。だが我々は大きなものへの予想よりも、必要なのは個々の行動への予知なのではないか。

脳幹の要求の把握、自律神経動作の予想活用

よく「体の声を聞く」という言葉がある。医療であれば診察がそれであり、東洋医学の専門であれば「脈診」がそれに当たる。ただ一般の人も聞けたほうが良い。個々の健康管理は結局は個々に依るものであり、寿命は伸ばせないまでも、縮めない努力をするために、聞ける方法は持っていて欲しい。
そのため「脳幹の要求の把握」として、古の医療理論である三陰三陽を使った体の観察法を記していく。この三陰三陽論の応用が「自律神経動作の予想活用」

となって、行動の予知となるからである。

さて前項で「体表各面で体内活動の現れをモニターとして観察」と書いた。しかしこの体表各面とは体幹の全面と側面と後面だけではなく、腕の肘から先の前腕部でも良い。腕だけであれば、個人で触るのに容易だからである。そこで人は立位して脱力したときに腕は垂れ下がる。その時の腕の親指側が前であり、小指側が後ろであり、手の甲側が側面である。

これらの個所を触圧して観察し、体内の状況を常に把握する習慣を身に着けて、例えば食物の選別や行動の選択に充ててほしい。そうすることで食欲が、そのまま滋養獲得へと繋げていける。

さてその触り方と観察であるが、まずは右の手の指の4本を左の手の甲に乗せる。残った右の親指を左の掌に置いて右手の指で左の手根部を持つ形にする。その状態で左手を脱力させ、右手の指5本で圧を加え左掌の硬さをみる。そのまま手首を超えて肘に向かって、摘みの圧を強くしたり緩くしたりしながら、何箇所かの硬さを観察する。それを逆の腕も行う。この4本の指が当たっているのが側面（厥陰ー少陽）であり、消費の様子が伺える。

まずは硬さとか柔らかさというよりも、動いたりストレスを感じると、感触が変わることを認識してほしい。感触の変化が分かるためには、日に何度も触る必要がある。そして感触の違いが分かったら、その時の体調や「食べたいもの」と腕の硬さを相関させて観察する。そのときの「食べたいもの」を実際に食べてみて、今度は食べる前と食べた後での、親指の付け根にもう一方の手の指4本を置き、肘の横まで撫で上げた時の硬さの違いを観察する。この箇所が前面（太陰ー陽明）である。

親指の付け根から肘の横までは「外からの受け入れ」が反映する。「食べたいもの」として食べたものが適切であれば、この箇所は固くなったりボコボコした感じにはならない。つまり前腕の側面を観てその時の消費能力の状況を確認し、その上で「食べたいもの」を食べたところ適切に体が受け入れたと、前腕の前面部で確認できたのである。

逆に不適切であればこの前腕の前面は、硬くなるかボコボコとしたわずかな膨らみの連なりが触覚される。この触覚が確認されたならば、次になぜ不適切だったのか、その理由を探る箇所が後面（少陰―太陽）である。ここは小指側の手首から肘であるが、ただよほどの病気でない限りこの箇所には、体内の状況は反映しづらい。そこで背部の感覚というが扱いやすくなる。

食事の後に背中が、こわばったり痛みが出たり、熱感や冷感があったり、触って熱かったり冷たかったりが現れる。反映の出現が早いほど、食べたものの影響であるといえる。その時の体の基本的な働きが食べたものよりも体の方が強ければ、つまり体の滋養に変えてしまう能力が高いと、特に何の反映も現れない。しかし食べたものの方が強く、つまり体の滋養にする能力が追いつかない場合だと、背中の様相に反映される。特に食べたものが強いほど、早くはっきりと現れる。

ただ背中の感覚は労働や運動など、体の使い方も同様に反映され、また気候や大気の様相にも影響される。食べたものの方が微妙に強い場合は、翌朝に反映されたりはするが、労働の疲れで体が弱った痛みもあるため、判断はより難しいものとなる。

それでも食べた直後の反映は精度が高いので、食べたものへと自身の体調への判断に取り入れてほしい。しかし夕食などは多彩なものを同時に摂ることが多く、どの食品の反映であるかはわかりにくい。できたら三陰三陽の観察法を習慣化して、夕食などは体が滋養にしやすいものを選んで食べてほしい。

これらの反映は脳幹が中枢となる。反映というのは状況に対して体がどう対応したかという結果だが、脳幹の働きの一つに、1章で記した予想がある。例えばこの体は、今日の夕飯に大脳の欲望が優先し、油脂分とアルコールの多いものを摂ると、予想されたとする。すでにその時には前腕前面の箇所に、硬いとかボコボコの連なりの反映が現れている。

この予想での反映の出現を知覚できることが、三陰三陽の観察法を習慣化する目的である。習慣にしたことで、自身の体調が予知できるのである。ある日の慣れない力仕事の後に、前腕側面を触ると硬さが確認されたとする。そのときに今日は頑張ったので、夜は揚げ物とビールと考える。しかしこの側面の硬さは力仕事による疲労であって、受け入れ能力の亢進ではない。できたら体は疲れているので、軽い飲食で早めに眠りたい。しかしこういうときには、重いものを食べて冷えたビールを煽り、それが深夜に及ぶ経験を脳幹はデータ化している。

前腕前面の反映は警告であるが、硬いボコボコとした連なりを真摯に受け止め予知として食べ慣れたもので済まし、早めに床に着けば翌朝は疲れの響かない状態で目覚められる。しかし警告を無視すれば、二日酔いや胃もたれやダルさで目覚め、ツラいままの1日を過ごすこととなる。

体に良い悪いは行動や食べ物の識別以前に、まずは脳幹の要求に従うことが前提なのである。当然人には社会性があり都合があり選り好みや思い入れがある。原始的な脳幹の要求だけでは、文明での生活が成り立たない。ただし社会性や欲望を優先する大脳の欲求に流されれば、寿命は確実に縮まっていくのである。

そんな脳幹の要求と大脳の欲求の折り合いをつける作業として、体内状況を予想するための観察の、習慣化が大切なものとなる。それは縮まった寿命を、いくらかでも戻そうという取り組みである。その取り組みを対外化し体系化したもの、それが医療である。当然だが医療は「的確な施し」によって、その「寿命の戻し」が可能となる。そんな「的確な施し」へと、いかに近づけるか。それは人が自身の自律神経の性質に向き合うことであり、見えたものだけなく、体が発する多彩な情報を、どれだけ把握して理論構築するか、そしてそれらをより多くの人と共有し、治療法の構造化に勤めるかである。古典医学というものは何千年もかけて「的確な施し」を目指して、いくつかの書を残すまでに至っている。

我々は目先の人体表層の化学変化に囚われて、古代の医学の読み解きを疎かにしてはならない。そこには「体の声を聞く」だけでなく、体と対話する方法まで埋もれているのである。

疲労と休養とは

なぜ人体は疲労するのか？

日本疲労学会では「疲労とは過度の肉体的および精神的活動、または疾病によって生じた独特の不快感と休養の願望を伴う身体の活動能力の減退状態である」とある。

では休養とは？

厚生労働省によると「休養は疲労やストレスと関連があり、2つの側面がある。1つは［休む］こと、つまり仕事や活動によって生じた心身の疲労を回復し、元の活力ある状態にもどすという側面であり、2つ目は［養う］こと、つまり明日に向かっての鋭気を養い、身体的、精神的、社会的な健康能力を高めるという側面である」とある。

つまり疲労と休養の関係は、過度の肉体的および精神的活動で疲労し、休めば自動的に疲労は回復して元の活力に戻り、さらに鋭気が養えればより健康能力が高まるというものである。4章の「精」の説明で言えば、回復は先天機能であり、鋭気が養えればより健康能力が高まるのは後天である。先天の強さが回復力となり、その回復のために養った鋭気と疲労させた活動が鍛錬となって健康能力をより高め、高まった健康能力が先天の回復力や、そもそもの疲労しにくさへと追加される。疲労と休養とは、そんな関係構造にあるといえる。

では疲れた状態とは何なのか？

生体活動産物の乳酸、エネルギーサイクルのATP⇄ADP、伴なってのクレアチニンや二酸化炭素の増加、及び酸素やブドウ糖やビタミンBの消費。科学で疲労を捉える際の、関係要素である。これらは疲労を物質的に捉えて、増えるものは減らし減ったものは増やして、解消や予防へと繋げるものとなっている。しかしその効果といえば、不安定であると言わざるを得ない。実際の疲労関連物質の足し引きでは、表面的な疲れの解消には効果があっても、実はそういった薬理的な足し引きはしなくとも、休めば解消されるのである。本来的に解消しなければならないのは、体調を揺るがすほどの疲労であり、長期的に続く倦怠感なのである。

重めの肉体労働をした。その晩に滋養のあるものを食べ、早めに床に就いた。翌朝に筋肉痛は残るものの、虚脱感や頭がボンヤリするようなことはない。これが疲労関連物質の足し引きできる範囲である。労働前にドリンク剤で糖分やビタミンを取り、就寝前にストレッチなどをして、翌朝には筋肉痛が残る程度に解消したのである。

では、朝起きても体が重く、一日中頭が冴えず、何となく動悸や息切れが続く。そんな日々は何なのだろうか？

連日のダルさでどこか内臓に異常でもあるのかと、病院に行っても特に異常はないとされる。

基本的に疲労は、休めば回復するものである。ところが連日の持ち越しで、いつまでたっても回復しない場合がある。身も心も重い毎日で、しかし病院の検査では異常はない。自分の体は一体どうなってしまっているのだろうかと思う。不快はあっても病状はない。いったい自分の体はどうしてしまったのか？

それは同じ疲労を、毎日繰り返しているからである。つまり体そのものを悪くしたのではなく、日常的に翌朝に持ち越すような疲労をしているからである。

ところが思い起こしても、それほど疲れるようなことをしてはいない。そのために何故、疲れが抜けないのだろうかと悩む。それは人は自覚的に働いたことでしか、疲れないと錯覚しているからである。

しかし人体は無自覚での動作の方が、はるかにカロリーを消費している。

基礎代謝でいえば体重１kgあたり、二十度ほどの温度環境で３０〜６０代は１日に約２５ｋｃａｌが消費される。体重が５０kgなら、１２５０ｋｃａｌである。ところが自覚的な運動、例えばジョギングは、体重×距離で消費量が求められる。つまり体重５０kgの人が１km走ると５０ｋｃａｌが消費され、ジョギングでは２５km走って、ただ横になっている一日分の基礎代謝と同じになる。普段の生活消費は基礎代謝の１／３程で、１２５０ｋｃａｌなら４１５ｋｃａｌとなる。この

8㎞ほどのジョギング分が1日の疲れとなって、夜に睡眠を誘い翌朝には解消されるのである。

では無自覚なカロリー消費とは何か？大気の変化への対応がそれで、例えば一度の体温上昇で基礎代謝は10％増えるという目安がある。つまり外気が二十度を基準として気温が下がったとき、その下がった気温への恒温維持に一度の産熱をしたなら、1250kcalでは125kcal増える。それが四度では500kcalとなって、1日分の生活消費を超えるのである。

気圧では1ヘクトパスカルの変化で20kg、体にかかる圧力が変わる。気圧が下がれば血圧も下がるので、その下がった分を内圧で付け足して通常血圧をキープする。このキープ時の力の発生と消費熱量は、短絡的には換算できない。だが目安としてジョギングが50kgで50kcalなら気圧の20kgが20kcalとすると、5ヘクトパスカルの変化なら100kcalとも考えられる。ただいずれにしろこの想定値には、時間量は換算されていない。無自覚での熱量消費の二十四時間分を想定して、環境変化への対応というのがどれくらいの疲労となるか、イメージしていただきたい。

つまりいつも通りの生活消費はあった上で、そこに大気の変化への対応消費が加わる。そして季節の変わり目などでは、その変化幅が大きい。春鬱や秋の愁いなどと言うが、睡眠では解消しきれない変化幅の大きさが疲労の持ち越しとなって、連日の気分の優れない心身の重さとなる。特に春などは生活環境が変わるので、疲れの要素が何重にもなるのである。

疲労からの体内状況は、滋養や疲労物質の増減だけでなく、シナプスにおける神経伝達物質の減少や誤作動も起こる。これは体の疲れには目もくれずに大脳が送る活動司令を、疲弊して行く器官がまともに受け続けて破損しないための措置である。しかし疲労が回復しなければ、シナプスも正常化はしない。正常化しないシナプスもダルさや重さの一因となって、連日の疲労感やパフォーマンスの低下となっているのである。

人間は社会に生きて、その中での都合や状況が毎日の生活となっていく。ある程度の疲労であれば、休養で回復できるのが人体のデフォルトである。だから毎日の疲労感は、病気ではない。ただ疲労要素が幾重にも重なって許容を超えて、休養では回復ができないときがある。そんな状態が、病気の入り口なのである。しかし結局疲労の回復は休養でしかなく、許容を超えた疲労には度を超えた休養でしか解消できない。それが重篤な病気にならない唯一の方法なのである。

だから疲労への治療法はない。ただ何かしらの施術を受けることで、休養したことでの回復効率は上がる。そして環境要素であろうと労働であろうと、肉体の疲労を脳幹は必ず把握する。このときには、得体の知れないやる気のなさや嫌悪感が生じる。それは「冴え」なのだが、それでも社会都合によって大脳が体を酷使して休養を怠れば、必ず肉体は過労しいくのである。

この肉体の状況を考えないで酷使し続けることこそが、あらゆる病の原因といえるのである。

自律神経の適合動作＝「冴え」への生理学

人は季節の変わり目には体調不良を起こし、夏の暑さではダルさを覚え、冬には風邪気味に、春には花粉症にと年間を過ごす。しかし悪いことではない。なぜならこれらは病気ではなく、病気となる前兆だからである。一方で人は社会で過ごす。社会は文明という秩序が連携する装置の中で、小さな繋がりを持った人どうしの集合で成り立つ。

また人間はかつてアフリカの赤道周辺で、ホモ・サピエンスにまで進化をした。その時には野生に生きている、地球上の動物の一つに過ぎなかった。昼夜の温度差と年間の湿度差、それに伴った気圧の変化。そんな環境の中で、少々の住居や衣類や火などの道具を見つけて使う暮らしだった。

「生きる」から、知恵を持って「暮らす」を発明した人間は、知恵という特殊性で人類という集団単位となり、地球全土へと拡がった。「暮らす」とは状況への対処である。アフリカとは違う地球の各地の環境。その環境の大きな違いは年間を通じた温度である。恒温37度が生命の必須条件である人類は、飲食物と住居や道具、そして自らの体内生理によって「暮らす」という形で、適合というバランスを作って生きてきたのである。

しかし「暮らす」は人を疲れさせ、疲労↕休養の連続の中で、私たちは老いへと向かって行く。温帯域の不適合に対処して「暮らす」ことでの疲れや老化の早まり。自律神経は環境変化に生理で対応し、その生理対応は人智によって、生活手段で補われる。

環境の変化に生理は動作する。しかし基礎代謝以上に生理が働くことは、ストレスなのである。そのストレスを軽減するために、生活の知恵で補うのである。しかし知恵は大脳の産物であり、決して人体の都合に従順ではない。

季節の変わり目や季節ごとの不具合を、丁寧に拾い上げ反射に近い動作で対処できれば、それは「冴え」なのである。生活の知恵とは病の前兆に対して、病気にならないための大脳からの配慮である。しかし我々のこの現代の社会では、労働して賃金を得なければ生きていけない。生きるために社会参加することで、自身の肉体状況とは別の、都合というものへの優先が起こり、不調であろうと疲れが溜まろうと休養は後回しにしてしまう。

しかし動物は調子が悪ければ休む。ペットでも天気が悪くなる前には大人しい。同じ恒温動物であれば生理動作の基準も温度であるが、まずは休むことを優先するのは、動物であれば普通なのである。

自律神経の適合動作が、その時々の環境に従うためには、多彩な入力情報が必要となる。大気の状態、身体活動、心情や体調。脳幹が中心となって、上位の大脳からも下位の脊髄からも、そして全身の器官の一つひとつからも、あらゆる情報が送り込まれる。それらは瞬時に判断され、自律神経の繊維に乗って全身の細胞に向けて、適合のための司令が配られるのである。

適合の司令は二系統あって、一つは求心情報が脊髄に入る手前で分枝して交感神経幹に入り、交感神経幹内部で司令となって全身の動脈に届く。それは各器官の動作にむけての滋養分の配布である。そしてその後に脳幹からもう一つの司令として、各器官への動作司令が届く。しかし血液の配布と器官の動作が常に適正とは限らない。二つ目の司令には、脳幹が受けてから判断された、新たな血流司令がが含まれる。時にこの二つの司令のわずかな違いがエラーとなって、虚血や炎症の元になる。それが疲労や季節の不調となるのである。

このエラーが起こり始めた時にいつでも休めたら、多くの人が天寿の全うを望める。しかし社会都合が許さなければ、エラーの興りは持ち越しとなって蓄積される。

全身の血流は定量であるために、適材適所の分配には限りがある。気候の変動が激しい中で、頭も使って肉体労働も行えば、人体の大部分が虚血動作となる。その後に休養を取ることにはなるのだが、虚血で疲弊した組織の補正をするべく全身の動脈は操作される。しかしその補正は順調であるとは限らない。そうなると休んでいても、エラーは起こるものとなる。

そしてこのような操作を受けた状況が脈状に現れたならば、それは脈診となるのである。

また皮膚は大気と対峙して、その情報を脳幹へと送る。その情報を元に脳幹は皮膚の動作も司令する。毛穴の開閉もそうであるが、皮下の動静脈吻合の操作もして、体温の保持や蒸散の調節をする。この場合も動作司令と血液の配布が適正であればいいが、エラーがあれば毛穴の開閉も皮下の動静脈吻合も、状況とは違う動作をする。人肌は温もりがあるものだが、ちょっとしたことで手足が冷たくなったり、逆に四肢よりも衣類に包まれているはずの体幹の方が、冷たいときがある。不適切に毛穴の開閉や動静脈吻合が働いているからである。不適正ではツヤや手触りも変わる。それらは望診や触診の対象となるのである。

今に伝わる東洋医学を創造した古の研究者達は、この人体に起こっていることのみを観察し、分別し、系統立てて学問とし、治療へと展用させてきた。進化も人類発祥も地球の気候帯域分布も知らない人たちが、しかし人体は何らかの異変を抱えていると、探り当てていたのである。その小さな異変を拾い集め、病気になることの理由を探し、体内の様相を把握するための法則を当てた。その法則は診察結果の推論手段となって、治療行為の精度を上げたのである。

その法則とは、陰陽論であり五行論であり、天地人であり気形質である。

これら連語は、古医書・黄帝内経を読み解く解析ツールであるが、現代において、その使用には困難がつきまとう。

よって見方を変えたのが、この「冴え」との共生2である。古の研究者たちが探り当てた、人体が抱える異変とは何なのか?と、現代語でピックアップをした。

それが現在の知識を身につけた我々が解ることのできる、人体にとっての異質。

「発祥とは別の不適合地で大脳主導の文明の中と大気の底で生きる」である。

我々の不調や病気は、あって当然のものなのである。合わない環境の中で、さらに体を焚きつけて生きている。それでも我々の脳幹と自律神経は適合状態を目指して、この今の瞬間も生理機能を働かせている。

そして我々人類には、その生理機能を補佐するための生活の知恵がある。しかしこの知恵を働かせるには、つぶさな人体への観察と対応する知識が必要となる。だがそれよりも、時には大脳の支配から離れ、都合などを気にせず度を越した休養がしたい。「いま眠れたら、どんなに幸せか」と思うときがある。

それが不適合の地で適合し続けるための、そして重篤な病にならないための「冴え」の働き出しなのである。

人類には「医」が必要であった。「医」によって健康を望み、怪我や病気からの解放を願った。それは不適合な地で過ごす「建朗」な状態の仕立て上げでもあった。何もしなければ病気になってしまう。だから古代人は「医学」を編み出し「医療」を起こしたのである。では「建朗」とは誰のものであるか?

「生活者」のものである。「生活者」の一人ひとりが健やかに朗らかに暮らす。無理のないストレスの少ない社会。そして大脳が脳幹に準拠して起こる「冴え」。

古典医学の編纂者たちが、我々に遺したものなのである。

終

エピローグ

この巻を書き始めたころ、世界がコロナ禍に包まれました。驚いたのは病状そのものよりも、拡大する速さでした。前の1巻の時は東日本震災でした。そのあとも大きな地震はいくつもあって、見たこともない大雪が降り、台風では避難勧告を受けました。

人間の社会と大自然。我々の東洋医学はその狭間にあるものと、状況的には何度も実感しました。その狭間で見たものは、人間の弱さでした。なぜ医学が必要だったのか、その本質的な理由がうかがえる規模の大きな出来事が続きました。

盤石であるはずの文明に乗る我々の社会は、一つのウイルスの存在によって、世界規模で不安と不自由が蔓延しました。そして便利さの交通機関はウイルスを持った人を乗せて、瞬く間に感染を拡大させたのでした。

でもそんな交通機関も災害時にはボランティアや物資を乗せて、復興を早めるものとなりました。太古からの知恵が積み上がっていき、安定と安全の社会を築いたはずの文明。それは大脳の産物であり、さらにその運営も大脳に委ねる。使い方で破滅にも救済にもなる文明は、諸刃の剣として未だ大自然に挑んだままなのです。そしてその剣を振るうのは人です。人はその剣を振るうことで文明をコンダクトしています。破滅も救済もはらむ振り幅。人類は自らの発展を祈って、慎みを持って大自然に挑みました。

その慎みが哲学であり文化です。

その慎むための哲学を身に着けていた古代人が、大自然と自らを比較して見つけたもの、それが「人体にとっての異質」でした。人の体の中には、いま在る環境に対してそぐわない何かがある。大自然を自分たちに引き寄せるのではなく、自分たちのそぐわない何かを見つけ出して対処する。それが古典医学の始まりでした。そして災害や疫病の猛威は、慎みを思い出すには充分過ぎるものでした。

自然に対し慎むことで生まれた医学。社会運営に疲れた人たちへの医療。

二千年前の医学には、まだやるべきことがたくさんあったのです。

参考文献

人体系統解剖学　吉川文雄・南山堂

日本人体解剖学 第1巻、第2巻、第3巻　金子丑之助、藤田恒太郎・南山堂

分担解剖学1総説、骨学、靭帯学、筋学　小川鼎三、森於菟、森富

分担解剖学2脈管学・神経系　平沢興(著)、岡本道雄

分担解剖学3感覚器学、内臓学　小川鼎三、山田英智、養老孟司・金原出版

黄帝内経素問訳注上中下巻

黄帝内経霊枢訳注 上中下巻　家本誠一・医道の日本

黄帝内経運気―古代中国の気象医学とバイオリズム
李 建章（編集）、身心の古典翻訳同人（翻訳）

黄帝内経素問 上中下巻
黄帝内経霊枢 上中下巻 石田秀実・南京中医学院

難経解説 南京中医学院医経教研組

難経の研究　誰にもわかる経絡治療講話　本間祥白

意釈黄帝内経素問
意釈黄帝内経霊枢
意釈八十一難経 小曽戸丈夫、浜田善利・築地書館

鍼灸医学典籍集成１　黄帝内経素問
鍼灸医学典籍集成２　黄帝内経素問、黄帝内経霊枢
鍼灸医学典籍集成３　難経本義大鈔、脈経
鍼灸医学典籍集成４　鍼灸甲乙経・オリエント出版社

字通、字統、字訓、常用字解　白川静・平凡社

漢字―生い立ちとその背景 白川静・岩波新書

「異常気象」の考え方（気象学の新潮流５）　木本昌秀・朝倉書店

バビロニア-われらの文明の始まり（「知の再発見」双書）

ジャン ホッテロ（著）、松本健・創元社

文明の誕生-メソポタミア、ローマ、そして日本へ　小林登志子・中央公論新社

新釈漢文大系42　管子上

新釈漢文大系43　管子中

新釈漢文大系52　管子下　遠藤哲夫・明治書院

新釈漢文大系54　淮南子上

新釈漢文大系55　淮南子中

新釈漢文大系62　淮南子下　楠山春樹・明治書院

新釈漢文大系7　老子・荘子上　阿部吉雄、山本敏夫、市川安司、遠藤哲夫

新釈漢文大系8　荘子下　市川安司、遠藤哲夫　明治書院

中国古典文学全集第4，5巻　史記上、下　野口定男訳・平凡社
粗食のすすめ　幕内秀夫・新潮文庫
陰陽五行と日本の民俗　十二支易・五行と日本の民俗　吉野裕子・人文書院
ブレインサイエンス・シリーズ・共立出版
脳と運動　丹治順
脳と疲労　大村裕、渡辺恭良
脳とホルモン
松尾壽之責任編集、松尾壽之、寒川賢治、児島将康、宮田篤郎、中里雅光、伊達紫、宮本薫、南野直人

脳とこころ

田邉敬貴責任編集、岩田誠、大東祥孝、加藤元一郎、田邉敬貴、山鳥　重

脳と体温　彼末一之、中島敏博

脳と循環　山下博、河南洋、前田正信

脳と食欲　大村裕、坂田利家

脳とストレス　平野鉄雄、新島旭

脳の栄養　中川八郎

著者プロフィール
加藤秀郎
文京鍼研究会所属；学務部長
加藤鍼灸院；院長

著者活動内容

群馬県藤岡市在住　1963年7月生れ
1992年文京鍼研究会に入会
1994年国際鍼灸専門學校卒業
　　あはき免許取得
　　加藤鍼灸院開業

伝統医学へのエビデンス
「冴え」との共生 2
～自律神経の体内宇宙～

2023年 7月　初版第 1 刷発行

「冴え」との共生 1 の試し読み

本の購入はこちら

発行所
社会福祉法人桜雲会
http://ounkai.jp/
〒169-0075
東京都新宿区高田馬場 4-11-14-102
TEL 03-5337-7866
FAX 03-6908-9526